青少年慢性病患者
至成人过渡期服务管理：
理论和实践

Supporting of Health Care Transition for
Adolescents with Chronic Conditions:
Theory and Practice

崔 璀 ◎ 主编

重庆大学
出版社

图书在版编目（CIP）数据

青少年慢性病患者至成人过渡期服务管理：理论和
实践 / 崔璀主编 .-- 重庆：重庆大学出版社 , 2024.6
（慢性病过渡期准备：桥接成长系列）
ISBN 978-7-5689-4532-5

Ⅰ.①青…　Ⅱ.①崔…　Ⅲ.①慢性病 – 自我管理
Ⅳ.① R4

中国国家版本馆 CIP 数据核字（2024）第 110128 号

青少年慢性病患者至成人过渡期服务管理：理论和实践
QINGSHAONIAN MANXINGBING HUANZHE ZHI CHENGREN GUODUQI FUWU GUANLI: LILUN HE SHIJIAN
主　编：崔　璀
策划编辑：胡　斌

责任编辑：胡　斌　　版式设计：胡　斌
责任校对：关德强　　责任印制：张　策

*

重庆大学出版社出版发行
出版人：陈晓阳

社址：重庆市沙坪坝区大学城西路 21 号
邮编：401331
电话：（023）88617190　88617185（中小学）
传真：（023）88617186　88617166
网址：http://www.cqup.com.cn
邮箱：fxk@cqup.com.cn（营销中心）

全国新华书店经销
重庆长虹印务有限公司印刷

*

开本：720mm×1020mm　1/16　　印张：16.75　　字数：238 千
2024 年 6 月第 1 版　　2024 年 6 月第 1 次印刷
ISBN 978-7-5689-4532-5　定价：68.00 元

编　委　会

姚慧岚　浙江大学医学院附属邵逸夫医院

夏　庆　重庆医科大学附属儿童医院

高雅靖　北京大学护理学院

郭小利　重庆医科大学附属儿童医院

郭松领　重庆医科大学附属儿童医院

崔　瓅　重庆医科大学附属儿童医院

潘红英　浙江大学医学院附属邵逸夫医院

魏晓琼　重庆医科大学附属儿童医院

序

PREFACE

　　随着现代医疗技术的进步，儿童时期起病的慢性病患者生存期得以明显延长，更多的患者需要从儿科医疗体系过渡至成人医疗体系。欧洲国家和美国等于 20 世纪初即开始探索青少年慢性病过渡期医疗服务管理实践，报道了大量相关研究成果，逐渐形成完善的实践模式。近年来，基于延续性治疗和护理的临床需求，我国护理学领域的过渡期服务相关实践逐渐萌芽并迅速发展，越来越多的学者开始聚焦青少年慢性病患者过渡期管理模式的探索，以满足青少年慢性病患者及其家庭融入成人医疗系统的服务需求。青少年时期是个体学习并逐渐承担起多重社会角色的重要转折期，也是决定个体认知、情感、生理和社会发展轨迹的关键过渡期。因此，对青少年慢性病患者和家庭来说，获得与个体能力发展相适应的过渡期服务管理，提高自我疾病管理技能至关重要。在此背景下，医疗过渡期服务的重要性和必要性得到越来越多的专业人员的认可，尤其是护理学领域对相关理论的学术研讨亦更加频繁，为过渡期理论和实践模式的本土化改进提出了要求、创造了机遇。

　　重庆医科大学附属儿童医院借助国家儿童健康与疾病临床医学研究中心平台，秉承前沿性、全面性、实践性的基本原则，组织多家儿科专科医疗机构和研究中心的专家，共同编撰了这本《青少年慢性病患者至成人过渡期服务管理：理论和实践》。本书从医疗过渡相关概念范畴到不同专科过渡期服务实践的阐述，勾勒出过渡期服务领域的理念和实践蓝图，涵盖医疗过渡服务关键要素和实践要求，以及不同专科疾病青少年患者的过渡期服务实践内容和启示展望。

这是一本兼具指导和借鉴意义的参考书，用审慎和思辨的文字让读者思考在本土化的医疗环境中，如何更好地构建青少年慢性病患者至成人的过渡期服务体系，具有一定的启发性。医疗专业人员、医疗机构管理者、社会工作者，乃至患者及其家庭照顾者，均能够在阅读过程中有所收获。希望本书能成为中国青少年慢性病患者至成人过渡期准备服务体系建设的一块基石，共同推动我国青少年慢性病过渡期管理服务的规范化、可持续化发展！

2024 年 3 月

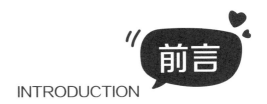

INTRODUCTION

"少年强则国强"，青少年是实施人才强国战略的重要基础，青少年是儿童生理、心理、社会发展等向成年人过渡的关键时期。全球195个国家18亿青少年健康调查显示，慢性病占青少年疾病负担一半以上，是影响青年人健康状况的主因。在这一大背景下，我国在儿童青少年健康领域取得了重大进展，疾病谱已由传染性疾病向非传染性疾病转变。青少年慢性病患病率提高、病死率降低增加了其致残率，严重影响该人群生长和生活轨迹，对家庭和社会造成极大压力。国内外相关学者逐渐把目光投向青少年健康的深入探讨，慢性病青少年过渡期健康服务供给成为全球关注的公共卫生问题。

医疗过渡是有目的、有计划地将患有慢性病的青少年从以儿童为中心的医疗保健系统向以成人为中心的医疗保健系统转移。充分的过渡期准备会改善不良患者结局，降低急诊就诊次数，增加治疗依从性，降低发病及死亡风险。目前，我国青少年慢性病患者和家庭对过渡期服务需求日益明显。医疗保健人员亟需明晰过渡期服务内涵和实践特征，结合本土化医疗过渡的特定情境，开展过渡期服务干预策略和路径的进一步探究。

医疗专业人员，尤其是儿科护士作为过渡期准备服务的主要参与者，承担及时、主动向患者、家庭和照护团队提供健康信息，帮助儿童和青少年患者逐渐获得相关疾病知识、照护技能与医患沟通体验，挖掘其身心功能最大潜能，促进患者独立、平稳地向成人医疗过渡的重要职责。过渡是一个持续过程，不是单一事件，这需要多团队、多专业参与和审视。基于重庆市卫生健康委员会中青年医学高端人才"慢性病儿童至成人医疗过渡期准备综合干预研究室"项目，在对前期研究成果进行凝练的基础上，由重庆医科大学附属儿童医院、北京大学护理学院、复旦大学护理学院、复旦大学附属儿科医院、浙江大学医学院附属邵逸夫医院不同专业领域的专家学者和临床实践者共同努力，编撰的《青少年慢性病患者至成人过渡期服务管理：理论和实践》一书，是国内该领域第一本慢性病儿童青少年过渡期服务管理的专著，希望能为我国儿童青少年慢性病过渡期管理的发展起到抛砖引玉的作用。

本书共六章，分别围绕青少年慢性病患者至成人医疗过渡的相关概念和范畴、过渡期服务的关键要素、跨学科工作实践要求、过渡期评估工具和信息辅助平台的应用，对不同专业领域，包括癫痫、1型糖尿病、癌症、慢性肾脏病、幼年特发性关节炎、肝移植术后、哮喘青少年慢性病患者至成人医疗过渡期服务实践内容和进展进行阐述。在本书最后一章，我们对过渡期服务政策、数字化平台、跨学科合作机制、患者心理健康保护策略、患者教育和研究领域提出展望。

从理论解释到临床实践、从服务现状到未来展望、从概念剖析到案例启示是本书的呈现方式，希望能够帮助医疗专业人员更好地理解过渡期服务实践的特点、重点和难点。希望本书能为从事慢性病青少年医疗照护延续管理的同道们启迪思路、激发探索和促进实践，也为致力于儿童青少年慢性病服务的社会工作者提供工作借鉴。由于编写时间仓促和编者水平有限，书中难免有欠妥之处，我谨代表各位编者恳请各位专家和临床医护工作者批评指正，以便我们再版时修正。

本书编写过程中，得到重庆大学出版社的鼎力支持，在此谨表深切感谢！

崔 璀

2024 年 2 月

目录

CONTENTS

第一章

青少年慢性病患者至成人医疗过渡的相关概念和范畴

第一节

青少年慢性病患者医疗过渡的相关概念

美国青少年医学会将医疗过渡（Transition）定义为有目的、有计划地将患有慢性病的青少年从以儿童为中心的医疗保健系统向以成人为中心的医疗保健系统转移。医疗过渡过程不仅指医疗保健系统转移，更强调青少年慢性病患者承担更多自我照护的责任、依从行为、与医疗团队成员沟通、进行医疗预约、病情监测以及参与诊疗等内容。

过渡期准备（Transition Readiness）作为医疗服务转移关键要素，是指建立青少年慢性病患者及支持系统（家庭、医疗提供者和社会）准备、开始、继续及完成医疗保健过渡（Health Care Transition，HCT）之能力的过程，建议在10~18岁年龄阶段完成，包括10~14岁的过渡政策讨论，14~18岁的跟进进程、评估技能和发展过渡计划。过渡阶段则建议安排在18~21岁，包括医疗转介、确认过渡，也有学者提出确认过渡可延续至26岁。从医疗过渡服务广泛意义而言，过渡期服务包括过渡期准备、过渡转介和确认的过程，其中过渡期准备是过渡期服务的重点实践范畴，护士在青少年慢性病患者的过渡期服务中则发挥主导、引领和实践的重要作用。

过渡期护理被描述为一个全面的过程，满足所有涉及方的需求，包括护士、青少年慢性病患者及其家庭照顾者。护士应该寻求教育和资源，熟悉关于慢性疾病的青少年过渡期护理的最佳实践指南。这一需求可以通过教育培训、学术会议、网络研讨会以及相关文献等资源来满足。开展护士教育，有助于创造一个成功满足患者需求并改善健康结果的过渡护理流程。

以患者为中心的护理有助于确保满足每一位青少年慢性病患者的全面需求。这意味着护理内容是与青少年的发展和年龄相适应的，并为每一位患有慢性疾病的青少年提供愉悦的过渡护理体验。满足患者的发展需求有助于鼓励个体获得管理疾病的知识和技能。知识和技能发展需要通过阶段性任务完成，因此这对护理人员的计划能力和决策力提出了更高的要求。

家庭在青少年慢性病患者过渡期和过渡准备中扮演着至关重要的角色，尤其在以患者和家庭为中心的护理理念中，过渡期服务应是建立在医疗专业人员、青少年慢性病患者及其家庭之间互利合作基础上的一种计划、提供和评价医疗护理的方法，强化尊重、分享信息、注重参与、强调合作。父母作为管理子女病情的主要承担者，他们在过渡期服务中的角色逐渐由家庭照顾者向监督者、指导者转变。同时，家庭成员的健康行为在过渡期准备中具有重要的示范作用。因此，这对护理人员的健康教育范围和内容提出更高要求。家庭参与是以患者和家庭为中心护理理念的核心，它有助于减少家庭照顾者和患者在健康状况相关方面的知识差距。家庭在过渡期中发挥的关键作用包括以下几个方面。

一、提供情感支持

家庭是青少年慢性病患者生活中最亲近的支持系统。在过渡期间，患有慢性病的青少年可能会面临焦虑、抑郁和自我怀疑等情感挑战。家庭成员可以提供情感支持，鼓励他们应对挑战，增强自信心，并在需要时提供倾听和理解。

二、教育和信息传递

家庭成员可以起到重要的教育和信息传递的作用。他们可以帮助青少年理解他们的慢性病，掌握治疗和自我管理技能，以及了解医疗体系和资源。这种教育有助于青少年慢性病患者更好地理解自己的状况，做出明智的医疗决策。

三、协助医疗管理

家庭成员可以在青少年慢性病患者的医疗管理中提供协助。他们可以协助患者按时服药、监测病情、记录症状，甚至在医疗预约和治疗方面提供支持。这对于患有慢性病的青少年来说特别重要，因为他们可能还不具备独立管理医疗的技能。

四、制订过渡计划

家庭照顾者可以与青少年慢性病患者一起制订过渡计划，帮助他们平稳过渡到成年期。这包括选择合适的医疗服务提供者、制订自我管理计划、规划教育和职业目标等。家庭的支持和指导可以帮助患者更好地应对过渡期的挑战。

五、增强独立性

虽然家庭在提供支持的同时起着关键作用，但也应该鼓励青少年慢性病患者逐渐培养独立性。这可以通过逐步承担自我管理责任、学会解决问题和制订目标来实现。家庭成员的作用是在必要时提供支持，同时鼓励患者自主学会独立生活和管理慢性病。

总之，家庭在青少年慢性病患者的过渡期和过渡准备中扮演着至关重要的角色。他们提供情感支持、教育、协助医疗管理、制订过渡计划，并帮助患者培养独立性，这些都对患者成功过渡到成年期和有效管理慢性病至关重要。因此，护理人员应全面了解过渡护理的特征、内容和实践范围，护士需要深入了解患有慢性病的青少年过渡期的相关概念、最佳实践指南。同时，护士应该将青少年慢性病患者置于过渡期服务的中心，确保护理是根据每位患者的特定需求和目标进行的。鼓励青少年慢性病患者及其家庭积极参与过渡期准备，与患者一起制订个性化的目标，并提供支持，促进青少年持续和健康发展。

（崔　璀）

第二节 青少年慢性病患者医疗过渡的挑战

世界卫生组织（World Health Organization，WHO）将青少年定义为进入青春期儿童，年龄在 10~19 岁之间，此时期是儿童生理、心理、社会发展等向成年人过渡的关键时期。联合国发布的《妇女、儿童和青少年健康全球战略（2016—2030）》中强调，占世界人口 1/4 的青少年已成为全球健康战略核心。中共中央、国务院印发的《"健康中国 2030"规划纲要》强调为慢性病患者建立连续性、全方位、全周期健康服务。青少年慢性病发病率持续上升，已成为全球广泛关注的公共卫生问题。随着全球医疗技术的进步，青少年慢性病患者的生存期得以延长，生活质量有所提高，约有 90% 以上的青少年慢性病患者群体能够存活至成人，需要从儿科医疗保健向成人医疗保健的过渡。

从儿童到成人的医疗保健系统的转变对许多患有慢性病的患者及其家庭来说是一个挑战。随着年龄增长，青少年慢性病患者面临较多问题，尤其在过渡准备阶段和过渡阶段，这一时期他们逐渐从儿童成长为成年人，同时要应对慢性病所带来的额外复杂性问题。过渡过程中，青少年患者从以父母为中心到以个人中心的转变，缺乏过渡期护理和干预，会导致青少年慢性病患者出现情绪、认知、身体和交流障碍，如自卑、病情控制不佳、被社会孤立等。青少年慢性病患者患病率的提高、病死率降低增加了其致残率，严重影响其生长和生活轨迹。有效的过渡期管理可以提高青少年患者的疾病知识水平和自我管理能力，减轻焦虑，改善青少年的教育和职业结局。有研究显示，青少年慢性病患者的成长过渡期准备水平对其生活质量存在正向主体效应，提示成长过渡期准备水平的提高能改善青少年的生活质量；家庭照顾者视角下的成长过渡期准备水平对其自身及青少年的生活质量存在正向的主体和客体效应。青少年患者通常具有与其他儿童和成年患者不同的疾病特点和病情发展轨迹，他们可能需要更多的支持，同时也面临生长发育、学业和社交发展等多方面的挑战。具体而言，青少年慢性病患者及其家庭面临的挑战包括以下几个方面。

一、医疗管理的过渡

青少年慢性病患者通常是在医疗专业人员的监护下成长，当他们到达成年年龄时，需要转向成人医疗体系。这种过渡需要仔细和提前计划，以确保连续的医疗管理和及时随访。医疗管理的中断可能会造成患者的失访和患者结局的改变。患有慢性病的青少年需要学会管理自己的医疗记录、了解自己的病情，并寻找适合的成人医疗服务。

二、心理和情感发展需求

过渡期可能伴随着情感和心理上的挑战。青少年慢性病患者需面对慢性病发展与青少年生理、心理变化之间的不平衡，患者可能会感到焦虑、沮丧，甚至失去自信心，专业心理健康支持在这一时期至关重要，可以帮助他们适应这一变化。

三、自我管理技能提升的要求

在过渡期，青少年慢性病患者需要克服环境或个体的障碍，逐渐掌握自我管理技能，以确保能对自己的健康负责。这包括药物管理、饮食管理、身体锻炼和其他自我照顾方面的技能，教育和支持计划可以帮助他们建立这些技能。

四、社交和职业挑战

青少年慢性病患者通常在过渡期间面临社交、学校教育和职业选择冲突的

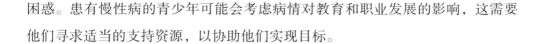

困惑。患有慢性病的青少年可能会考虑病情对教育和职业发展的影响，这需要他们寻求适当的支持资源，以协助他们实现目标。

五、家庭支持和独立性的平衡

在过渡期间，患有慢性病的青少年通常需要平衡家庭支持和独立性的需求。他们需要逐渐承担更多的自我照顾责任，同时也需要依赖家庭成员的支持。这个过程为家庭带来挑战，因此沟通和理解在这一时期至关重要。然而，青少年慢性病患者和家庭照顾者间协调性并不理想，医疗专业人员应关注青少年慢性病患者成长过渡期间面临的挑战以及家庭内部的协调性，以提升家庭整体的生活质量。

过渡期准备的沟通应尽早在儿科和成人护理团队之间开展，并应持续到青少年慢性病患者与成人医疗提供者建立了全面护理关系为止。引入过渡取决于患者的发展和准备情况，至少是从 12 岁开始。时机和干预应该是个性化和与年龄相适应的，同时允许足够的时间发展必要的技能，然后再进行过渡。过渡完成是通过患者的生活质量和健康状况的成功结果来衡量的。这一定义属性的实证指标是患者在儿科和成人护理预约之间没有延迟，慢性病患者的健康状况和生活质量持续优化。

医疗过渡是患有慢性病的青少年转至成人期医疗的关键过程，旨在确保他们能够有效地管理疾病、维护健康，以及实现他们的潜力。国内外各学科已逐渐把目光投向青少年健康的深入探讨，过渡期过程需要跨学科的合作，包括医生、家庭、患者本人和社会支持系统，以确保顺利地过渡和最佳的生活质量。总之，随着年龄增长，患有慢性病的青少年面临许多独特问题，特别是在过渡准备和过渡期。为了帮助他们成功过渡到成年期，需要专业的、系统的和持续的支持和资源，以确保他们能够有效地管理慢性病，并实现其生活和职业目标。

（崔　璀）

第三节
青少年慢性病患者医疗过渡期准备的影响因素

青少年慢性病患者的过渡期准备是一个复杂的过程，受到多种因素影响。这些因素在不同层面产生影响，包括个体层面、家庭层面、医疗体系层面以及社会层面，这些影响因素同时又相互关联和制约。关注过渡期准备的影响因素对个体和社会都具有重要意义，有助于洞察各个层面的促进和阻碍因素，更好地帮助青少年慢性病患者和家庭应对生活中的机会和挑战。

一、个体层面的影响因素

（一）疾病类型

不同类型的慢性疾病会对过渡期准备产生不同的影响。例如，一些疾病可能需要更复杂的医疗管理，而另一些则可能对日常生活影响较小。青少年正处于生长和发育阶段，他们的慢性病可能会随着时间而变化，这使得治疗和管理策略需要不断调整和更新，以满足青少年慢性病患者的生理需求。某些慢性病，如糖尿病或类风湿性关节炎，可能在青少年时期表现出不同的病理特点，这需要特殊的医疗管理和照护干预。不同类型的慢性病可能需要不同的治疗方法，包括药物治疗、物理疗法、手术治疗、饮食疗法等，过渡期准备需要考虑患者对这些治疗方法的理解和准备程度。一项评估多种慢性病的研究显示，罹患影响认知能力疾病的青少年慢性病患者，对于疾病认知及自我管理的参与较少，过渡期准备会更被动。此外，疾病类型也影响了患者长期预后，一些慢性病可能在成年后对生活产生更严重的影响。因此，过渡期的准备需要考虑如何应对疾病特征和类型带来的挑战。

（二）疾病严重程度

疾病的严重程度也会影响过渡期准备，因为更严重的疾病可能需要更多的医疗和资源。疾病的严重程度可以分为稳定和不稳定两种情况，对于病情稳定的青少年慢性病患者，过渡期准备可能更注重自我管理和生活技能的培养，以维持疾病的稳定状态；而对于病情不稳定或需要持续监测的青少年慢性病患者，则需要更频繁的医疗访问和特殊的治疗照护计划。严重程度还影响了慢性病急性恶化的风险，对于病情较严重、容易急性恶化的青少年慢性病患者，护士需要与家庭照顾者建立更加紧密的合作关系，加强监测和居家应急计划，以应对潜在的院外急性发作情况。因此，医疗提供者和团队需要全面评估和精准干预，以满足每位患者特定要求，确保他们在过渡期获得最佳的医疗和支持。

（三）年龄和发展阶段

不同年龄和发展阶段的青少年慢性病患者在自我管理、决策能力和成熟度方面存在差异，在过渡期的需求和挑战会有显著不同。研究表明，患者年龄与过渡期准备程度成正比，年龄越大的患者，其过渡期准备程度越高，可能是随着年龄增长，患者疾病认知及自主性增强，对疾病管理的参与度提高；与男性患者相比，女性患者具有较高的过渡期准备水平，可能与不同性别青少年的心智发育水平相关。另一项研究表明，女性患者在过渡至成人护理的过程中所感知的困难程度较高，过渡期准备程度较低。因此，性别对过渡期准备的影响存在争议，有待进一步探究。青少年年龄和发展阶段的特殊性，决定了不同阶段的支持重点，例如过渡期准备阶段（13~18岁），强调的是自我管理技能培养、家庭参与和患者教育；过渡期（18~26岁），重点是增强自主性、引导教育和职业发展、心理社会支持的干预。阶段关注和干预的差异性，提示医疗专业人员过渡期服务特点。

1.给予个性化支持 由于青少年慢性病患者不同年龄和发展阶段需求的差

异性，制订和提供的过渡期准备服务和支持也需要个性化。

2. 关注顺应性和依从性　尊重不同年龄阶段青少年的发展规律和成长特点，使用多元策略提升青少年慢性病患者的医疗依从性，通过有效的过渡期准备干预，帮助确保患者在过渡期后能够继续依从医疗建议。

3. 考虑长期预后　年龄和发展阶段对青少年慢性病患者的长期预后产生影响，过渡期则是一个动态和持续的过程，充满着不确定性。这需要通过跨学科和多学科的团队合作，包括护士、医生、心理医生、康复治疗师、营养师、学校老师、社会工作者和家庭成员等协同，制订以年龄和发展状况为主线，具前瞻性的过渡期准备计划和过渡期转介方案。

（四）心理和情感因素

青少年慢性病患者在过渡期可能面临情感和心理挑战，包括焦虑、抑郁等问题，例如明显的病耻感可能会影响青少年慢性病患者过渡期准备的活动范围和内容。心理和情感因素在青少年慢性病患者医疗过渡期准备中发挥着重要作用，涵盖患者的情感健康、心理状态和社会支持。

1. 焦虑和抑郁　青少年慢性病患者常常面临焦虑和抑郁的风险。他们可能担心疾病如何影响他们的生活，担忧未来的挑战，以及与疾病相关的社会隔离。过渡期准备需要包括心理健康评估、筛查和支持，帮助患者维护心理健康。

2. 自尊和身份认同　患者的身份认同通常与他们的健康状况有关。慢性病可能对青少年患者的自尊心和身份感产生负面影响。过渡期准备需要帮助患者建立积极的自我认同，接受并理解他们的慢性疾病。

3. 社交关系　青少年慢性病患者可能会面临社交障碍，他们可能觉得难以融入同龄人，因为疾病可能导致他们在社交活动中受限。过渡期准备需要关注社交关系建立和维系技巧支持，帮助患者建立健康的社交网络。

4. 心理适应　青少年慢性病患者可能需要时间来适应疾病的存在和发展。过渡期准备应包括支持患者在心理上适应疾病，学会异常情绪的自我筛查和调

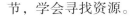

节，学会寻找资源。

5. 未来焦虑　青少年慢性病患者可能担心未来，包括就业、家庭生活和长期健康。过渡期准备需要提供关于未来的信息和支持，以减少对未来的不确定性。

6. 自我管理技能　自我管理技能包括药物管理、饮食、锻炼和症状监测等，并在个体层面受认知、情绪和信念等影响。医疗专业人员可以通过社会学习理论或健康行为的社会心理学理论，例如知信行理论、社会认知理论等，挖掘青少年慢性病患者自我管理技能的培养路径。

总的来说，心理和情感因素会影响青少年慢性病患者的医疗过渡。提供心理支持、家庭支持和社会支持可以帮助患者更好地应对情感挑战，增强自我管理技能，减少焦虑和抑郁的风险，确保他们在过渡期后能够更好地管理疾病。这需要医疗专业人员、心理卫生专业人员、社会工作者和家庭成员的协同合作。

（五）疾病知识和健康素养

青少年慢性病患者的健康素养和疾病相关知识是自我管理和过渡期准备的正向预测因素，患者的疾病知识水平及健康素养越高，自我管理能力越强，过渡期准备越充分。了解疾病的风险因素、症状、早期预防和治疗方法，以及必要的疾病负性结局信息，可以帮助青少年慢性病患者更好地管理自己的健康。医疗卫生机构和家庭在提供相关信息和培养健康素养方面都起着关键作用。

（六）自我效能

自我效能是指个体对于完成特定任务或面对特定困境的信心和能力感。有研究指出，自我效能与过渡期准备呈正相关，患者自我效能越高，其疾病管理的自主性越高，自我管理及过渡期准备越充分。对于青少年慢性病患者来说，自我效能在以下方面对过渡期和过渡期准备产生深远的影响。

1. 自我照顾　自我效能可以增强青少年慢性病患者积极参与自我照护的动力和意愿。如果他们相信自己可以有效地管理疾病和采取必要的自我照护措施，他们更有可能坚持治疗方案，如服药、控制饮食、锻炼等。

2. 医疗沟通和决策　青少年慢性病患者通常需要与医疗专业人员密切合作。高自我效能的青少年慢性病患者更有可能积极参与医疗决策，提出问题，以及与医疗专业人员建立有效沟通。这有助于他们更好理解自己的病情和治疗选项，从而更好地准备过渡期。

3. 心理应对和适应　面对慢性病，青少年患者需要具备应对挑战、适应新情况的能力。高自我效能的青少年慢性病患者更倾向于积极应对疾病引发的不适感、情感问题和生活中的限制。

4. 社会互动和支持　自我效能感还可以影响青少年慢性病患者与家人、朋友和社会支持系统的互动。青少年如果有信心管理他们的健康状况，可能更容易与他人分享相关信息，得到支持，并建立健康的社交网络。

5. 教育和职业准备　在过渡期中，青少年慢性病患者需要做出教育和职业选择。高自我效能的青少年慢性病患者更有可能制订明智的职业和教育计划，因为他们相信自己可以克服慢性病的影响，实现自己的目标。

因此，提高青少年慢性病患者的自我效能感是非常重要的，可以通过教育、支持、心理辅导和经验积累来实现。帮助青少年慢性病患者建立对自己能力的控制感，将有助于更好地度过过渡期，更积极地应对慢性病，以及更好地面对未来的挑战。

二、家庭层面的影响因素

家庭在提供支持、教育、情感安全和资源方面发挥着关键作用，对青少年成功应对慢性疾病和顺利过渡至成年期至关重要。以下是青少年慢性病患者家庭层面的主要影响因素。

（一）教育和信息传递

家庭是青少年初次了解慢性疾病和管理慢性疾病的主要来源之一。提供准确的医学信息和教育，使青少年慢性病患者了解他们的疾病、治疗选择和提高

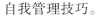

自我管理技巧。

（二）支持和情感安全

青少年慢性病患者需要家庭的情感支持，以应对疾病带来的身体和心理挑战。家庭成员的理解、支持和鼓励可以提高青少年的自尊心，降低焦虑和抑郁的风险。

（三）自我管理技能的培养

家庭可以帮助青少年慢性病患者培养和监督自我管理技能，包括药物管理、饮食计划、运动和病情监测。

（四）医疗支持和导航

家庭在协助青少年慢性病患者与医疗专业人员的互动方面也起到重要作用。他们可以协助安排医疗预约、提出问题、记录症状和药物，以确保患者获得高质量的医疗护理。

（五）协助建立自立性

家庭在帮助青少年慢性病患者建立自立性和自我决策能力方面发挥关键作用。逐渐增加患者的自主权，让他们参与医疗决策和管理任务，有助于为过渡期的独立生活做好准备。

（六）财务支持和资源提供

慢性疾病的治疗可能需要财务投入，包括医疗费用和药物费用。家庭可以提供财务支持，或者帮助青少年慢性病患者了解医疗保险和财务管理。

（七）过渡期的规划

家庭可以帮助青少年慢性病患者规划过渡期的重要决策，如教育和职业选择。这包括了解可用的资源、大学或职业培训选项，并提供支持和指导。

家庭成员的理解、支持和参与可以帮助青少年慢性病患者更好应对过渡期挑战，协助制订有效的过渡计划，并在过渡期准备中提供关键支持。父母的适度和合理的参与是支持的关键。有研究表明，父母参与疾病管理的程度与青少年慢性病患者过渡期准备呈负相关，父母承担的疾病管理责任越多，患者过渡期准备越差，可能与父母对青少年慢性病患者过度保护，而患者对疾病管理的参与较少、缺乏自我管理知识及技能有关。父母的角色超负荷程度越高，父母所报告的青少年慢性病患者总体医疗过渡期准备越低，尤其在自我管理领域。因此，父母参与患者疾病管理并不完全代表家庭支持的有效作用。此外，家庭成员有相似的疾病、疾病持续时间与过渡期准备呈正相关，随着疾病时间的延长，患者及其家庭对于疾病认知增加，疾病自我管理知识及技能也随之提高。

三、医疗体系层面的影响因素

青少年慢性病患者过渡期服务的医疗体系层面涉及多方面内容，并对青少年慢性病患者的过渡期准备和服务提供产生深远影响。

（一）医疗团队协作和转介管理

过渡期服务需要协作的医疗团队，包括儿科医生、成人医生、专科护士、药剂师、营养师、康复治疗师、心理咨询和治疗师、社会工作者等。每个专业领域都有其独特的职责，但彼此之间需要紧密协作，以提供全面的照顾。医疗团队应当与青少年慢性病患者及其家庭一起制订过渡计划，并制订共同决策，这意味医疗专业人员应当倾听患者的诉求和目标，以确保过渡计划满足他们的需求。医疗团队的成员需要接受培训，包括跨专业的培训、过渡期知识教育等，以更好地了解青少年慢性病患者的特殊和动态需求，包括身体和心理健康需求。此外，医疗团队需要跟踪青少年慢性病患者的疾病进展，监测治疗效果，并及时进行调整，这有助于确保患者在过渡期期间获得适当的医疗护理。有效的医疗团队可以确保信息传递无缝，确保青少年慢性病患者在过渡期过渡时不会中断治疗。医疗团队的有效合作机制和可及的信息共享平台，对于顺利地过渡非常关键。

（二）过渡期计划的协同制订

过渡期计划需要多学科团队协同工作，其中包括明确的目标、时间表、责任分工、监测和调整，这有助于确保青少年慢性病患者在过渡期得到清晰、全面的指导和支持。

（三）开展系列的教育和培训

医疗体系需要提供相关的教育和培训，教育对象包括医疗专业人员、患者和家庭成员、学校老师和社区工作者等，使相关人群能够更好地理解青少年慢性病患者的成长特点和特殊需求，包括身体和心理健康需求。

1. 医疗专业人员的培训　医疗体系需要为医疗专业人员，尤其是医护人员提供培训，以使他们更好地理解青少年慢性病患者的特殊需求。这包括了解过渡期服务内容和要求、不同慢性疾病的管理、特定年龄组的需求、心理健康问题等。通过培训，帮助医护人员结合过渡期的特定情境，根据患者的发展成长需求，为青少年慢性病患者提供专业的评估、问题筛选和干预服务。

2. 患者和家庭的教育　医疗体系应该提供针对青少年慢性病患者和家庭的教育，以帮助他们更好地理解慢性疾病和过渡期的挑战。这包括协助青少年慢性病患者了解自我管理技能、药物管理、健康保险覆盖、医疗保健资源、药物费用和医疗开支等。通过教育，患者和家庭可以更好地参与决策，更好地管理慢性疾病。医疗体系需要建立有效的信息传递机制，包括通过文字、图像、视频等多种方式向他们传递信息，以确保患者和家庭获得及时和准确的医学信息。

3. 学校教育　医疗体系在青少年慢性病患者的过渡期准备中与学校教育之间存在密切联系。学校教育是青少年生活中的重要组成部分，因此医疗体系必须与学校合作，以确保患有慢性疾病的学生获得适当的支持和教育资源，包括教育计划的整合，开发有效的缺勤管理计划，确保学校、家庭和医疗机构有适当的信息共享机制。这有助于确保青少年慢性病患者在学校获得适当支持和资源，以顺利应对疾病和学业挑战。通过协作，学生可以更好地适应学校环境，实现教育目标，提高生活质量。

4.社区教育 社区服务能提供更广泛的支持网络，以帮助青少年慢性病患者平稳过渡到成年期，并融入社会。医疗体系可以帮助患者和家庭连接到社区服务资源，例如支持小组、康复中心、专业咨询服务和社会服务。医疗体系应当向患者和家庭提供关爱青少年慢性病患者等教育资源信息，同时了解社区支持组织、活动和事件，以便患者可以更好地参与社会活动和建立社会联系。

（四）开展自我管理项目开发

医疗体系应该建立开发青少年慢性病患者自我管理能力的服务项目，保证自我管理的开展具有系统性和持续性。通过基于循证的教育内容，教导患者和家庭如何有效地自我管理他们的慢性疾病，包括如何遵循医疗建议、管理症状、控制饮食、药物管理、信息管理以及如何监测他们的健康状况等。

（五）提供过渡期资源

医疗体系需要提供过渡期所需的资源，包括社会工作者、心理健康专家和其他支持服务。这些资源可以帮助青少年处理情感问题、社交问题和健康管理挑战。

（六）数据管理和跟踪

医疗体系应当使用电子病历系统来记录青少年慢性病患者的医疗信息，包括疾病诊断、治疗计划、药物管理、实验室结果和随访记录。电子病历可以确保医疗信息的一致性、可访问性和安全性。医疗信息在不同医疗机构的互联互通是青少年慢性病患者过渡期信息服务中最大的挑战，如何确保患者在儿童专科医院向成人综合医院转介中，关键医疗信息的及时和全面转介，也是医疗卫生管理部门在患者安全实践中需重点关注的。此外，医疗体系应该具备有效的数据管理和跟踪系统，以确保对患者的医院、社区和家庭相关健康信息进行记录和追踪。

（七）文化敏感性和多元文化适应

医疗体系需要考虑到青少年慢性病患者的文化和背景差异，提供文化敏感的服务。这包括了解文化差异对于疾病管理和医疗决策的影响，以便提供相应的支持。医疗体系需要遵守相关法律和伦理规定，了解有关医疗记录、知情同意和医疗决策的法规，确保青少年慢性病患者的权利和隐私得到尊重。

在医疗体系层面，有效的过渡期服务需要整合这些因素，以确保青少年慢性病患者能够平稳地过渡至成年期，并继续获得高质量的医疗护理支持。

四、社会层面的影响因素

青少年慢性病患者在过渡期中面临广泛的社会层面影响因素，这些因素可以影响他们的生活质量、自我管理技能、社交关系、教育和就业机会，以及整体的心理和情感健康。

（一）社会支持和文化因素

社会支持和文化因素对过渡期准备有重要影响。不同文化背景和社会环境可能影响青少年慢性病患者和家庭对过渡的态度和需求。对一些群体，医疗过渡可能受到文化敏感性的挑战，需要特殊的关注和适应。有过渡期准备社会生态因素的研究显示，更高家庭收入、良好家庭关系等因素与更好的自我管理和过渡期准备有关。也有一些慢性病可能会导致社会排斥和污名，可能会导致患者感到自我价值下降，导致社交隔离，这对青少年慢性病患者的心理健康和生活满意度构成负面影响。因此，青少年慢性病患者的社会支持网络的建立至关重要，家庭、朋友、同学和社区的支持可以帮助他们应对疾病和过渡期挑战；社会支持可以提供情感支持、信息共享和鼓励，有助于患者更好地适应社会关系。

（二）政策和法律环境

社会政策和法律环境对于青少年慢性病患者的生活造成影响，例如，健康保险法规、残疾权益法律、医疗补助和无障碍法规可能会影响患者的权益和资源。不同国家和地区的政策和法律环境对青少年慢性病患者的医疗过渡、共享

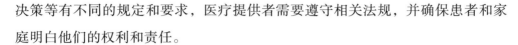

决策等有不同的规定和要求，医疗提供者需要遵守相关法规，并确保患者和家庭明白他们的权利和责任。

（三）健康保险和医疗费用

社会层面的影响因素还包括健康保险和医疗费用。患有慢性病的青少年需要考虑医疗保险覆盖、药物费用和医疗费用的支付，这可能对患者和家庭的经济状况产生重要影响。

（四）公共设施的建设和优化

青少年慢性病患者需要访问医疗设施和医疗服务，包括医院、诊所、专科医生诊室、物理治疗中心等。公共医疗设施需提供残疾友好的设施，如轮椅通道、无障碍洗手间和电梯等，这些设施可以提高患者的独立性和可访问性。考虑到青少年慢性病患者运动和娱乐的需求，公共场所的健身区域可提供无障碍运动设施，包括适用于不同年龄和能力水平的专业设备，例如用于身体康复的设备、无氧运动设备、力量训练设备等；设备应易于操作；设施应提供专业教练和指导，以确保患者在锻炼和体育活动中的安全性和有效性；设施需要采取适当的安全措施，以降低受伤的风险，包括清洁和维护设备、提供紧急救援措施等。

深入分析过渡期服务的影响因素是制订过渡期准备计划和过渡期转介方案的基础。有国外学者提出社会生态过渡期准备（Social-ecological Model of Adolescents and Young Adults Readiness for Transition，SMART）理论可以帮助研究者、临床实践者、政策制定者更全面辨识过渡期准备的影响因素。SMART理论是国际公认的识别青少年向成人过渡期准备度的影响因素的理论框架，它关注青少年向成人过渡生态圈中影响过渡期准备度的多个关联因素：客观因素（社会人口学因素 / 文化因素、资源获取能力 / 医疗保险、健康状况 / 健康风险、神经认知水平 / 智商）以及潜在可干预的因素（知识、信念 / 期望、目标 / 动机、技能 / 自我效能、人际关系 / 交流沟通、心理社会功能 / 情绪、身心成熟度）。

建议可借鉴该理论模型，分析我国不同利益相关者（患者、父母、多学科专业人士）现状，剖析我国青少年慢性病患者向成人过渡期准备度的核心要素和关键环节，为开展干预打下基础。

综合而言，青少年慢性病患者的过渡期准备是一个复杂而多层次的过程，受到多种因素的影响，需要多学科的协同和持续工作。成功的过渡期准备需要综合考虑患者的个体差异、家庭支持、医疗协作、心理健康和文化因素，以确保他们能够顺利过渡到成年期，有效地管理慢性疾病，并维护他们的生活质量。

（崔 璀）

第四节
护理实践在医疗过渡期服务中的影响和作用

随着青少年慢性病患者在儿科医疗机构接受服务终止期限的接近，医疗过渡成为一种迫切需要。这一认识源于几十年前的一系列呼吁，被认为是公共卫生领域权威的美国前外科医生查尔斯·埃弗里特·库普（Charles Everett Koop），曾组织召开了一次全美会议，讨论日益增长的慢性病患者群体的相关问题，他强调慢性病患者的存活率增加明显，大部分需过渡至成年期，良好的过渡期准备、顺利的过渡期转介和适应等与慢性病患者的生存质量和患者结局密切相关。但迄今为止，尚未在国际范围内全面建立支持青少年慢性病患者顺利过渡的最佳循证护理体系，基于证据的护理标准仍处于早期发展阶段。与危重护理、早期干预或发育障碍等已经确立为专业实践领域不同，医疗护理过渡尚未被确立为专业实践领域。

儿科医学的专业实践一直处于医疗过渡服务建议和政策的前沿。儿科医学的引领者已经关注，并逐渐影响医疗过渡实践领域的发展，促进了过渡期准备至过渡期全程中护理实践内容的挖掘和细化。早期的过渡期实践聚焦于由医生主导的服务模型，重点关注从儿童到青少年到成人服务的过渡、共享的儿科和成人诊所服务、由儿科和成人医疗服务提供者共同参与的联合会诊。随着护理服务内涵的外延和内化，医疗过渡实践逐渐拓展至以患者和家庭为中心的照护支持。服务模型随之扩展，包括为患者和家庭提供更多涉及过渡期护理服务的标准和模板，这种服务交付的扩展包括自我管理指导、服务协调以及社区服务转诊，以及强调对青少年慢性病患者独立性、自力更生和与成年相关的发展能力。

一、医疗过渡服务中护理实践的起源

护理实践在医疗过渡的发展中有着长远的历史，也促进了创新护理服务模式的发展。护理实践在该领域中，角色的创新包括初级护理人员、过渡期协调员、个案管理师及临床护理专家。在该护理服务领域中，重要的发展节点包括促进以家庭为中心的护理、以儿童为中心的护理、以青少年为中心的护理和文化敏感性，以及对健康与疾病全周期连续性的认识，所有这些护理创新在医疗过渡实践和研究领域中得到充分发展。同时，创新的医疗过渡模式在传承"以患者和家庭为中心"的护理服务实践模式时，还深入探讨了童年和青春期早期到成年期健康发展的里程碑事件以及健康社会的决定因素。追溯到 20 世纪 70 年代，护理实践中的创新显而易见，并在医疗过渡中不断拓展和优化，使医疗过渡得到广泛的认知和支持。医疗过渡被视为提供给所有青少年，包括那些长期患有慢性疾病的儿童、青少年，护理实践则是医疗过渡的重要组成部分。对护理角色和护理服务模式进行回顾性审查，也是为了更好地理解护士在提供医疗过渡服务中的角色价值及其重要性。

二、护理工作在医疗过渡服务中的影响和参与

过渡的概念长期以来一直是研究、临床、教育和政策制定的重点。护理领域中关于过渡相关主题的文章首次发表在 20 世纪 60 年代，探讨了一系列主题，包括护理教育、新生儿护理、诊所实践以及护理学生到员工的转变。1994 年，关于过渡的中域理论被正式提出，该理论探讨了个人生活经验对护理的重要性，开展这项研究的前提是"护士—患者的接触经常发生在由发展、情境或健康疾病变化引发的不稳定过渡时期"。随后，护理研究所产生的知识和证据为过渡领域的文献贡献了力量。

近年来，护士在实践和研究中开发了医疗护理过渡模型，例如社会生态过渡期准备理论等。随着学科发展，护士作为研究人员、学者和实践专家的角色

不断突显，大量的研究报告、评论和系统性综述都证明了护士在医疗过渡领域所作出的重要贡献。例如，由护士主导的计划性医疗护理过渡服务模型、由护士引领的过渡期自我管理软件的开发、由高级实践护士领导的过渡期准备服务多学科合作小组等，都展示了护理专家采取的全球性努力，以满足患有不同慢性病的青少年和年轻人的医疗过渡需求。在 15 年前的一系列出版物中，首次引入了 HCT 护理协调员和护士主导的 HCT 项目的概念。在这个以社区为基础的项目中，护理协调员与一个跨机构的团队协商，提供了全面的 HCT，为患有各种疾病的青少年提供服务。随后，这一模型在区域儿科医疗中心的门诊诊所中进行了修改完善，以满足患有脊髓裂的青少年和年轻人的需求。英国报道了由高级实践护士协调的护士主导的先天性心脏病青少年过渡诊所，护士主导的过渡护理规划服务在患者 12 岁时就开始提供服务，一直延续到 16 岁或过渡到成人服务时。这个诊所的特点是"过渡日"，每年提供多次"过渡日"服务，青少年慢性病患者可以在这一天了解有益的社区资源、成人健康相关主题（如怀孕），并与同龄人建立联系。此外，也有为青少年癫痫患者开发的由护士主导的医疗护理过渡诊所，旨在为青少年提供关于发育、临床和生活技能的"实际知识"，为青少年癫痫患者即将过渡到成人癫痫服务做好准备。

早在 2002 年，美国儿科执业护士协会（National Association of Pediatric Nurse Practitioners，NAPNAP）发布了一份早期的医疗护理过渡领域的立场声明，题为《儿科执业护士实践人群的年龄范围》，这份声明提到将过渡期年龄限制提高到 21 岁以提供照护关怀，但同时也允许在特殊情况下将年龄限制扩展至"超过 21 岁的人士"。这一立场声明经过多次审查，并于 2019 年发布最新版本。此声明特别考虑了患有长期慢性疾病的年轻成年人在 21 岁后可能需要继续接受过渡期医疗关怀的情况。新版本声明强调了"年龄范围不应成为儿科实践中实现最佳、安全和高质量护理的唯一标准"。此外，NAPNAP 最近还发布了一份全面的立场声明《儿科患者过渡到成人护理》，该声明涵盖了所有青少年在过渡到成年期时的需求，并强调医疗护理过渡应从青少年早期开始，一直延伸至成年期。

　　总之，越来越多的医疗组织开始认识到护士在医疗护理过渡规划中的重要角色，这一发展标志着护理实践在医疗过渡领域取得的重要进展，可以确保年轻患者能够获得适当的医疗护理和支持，使他们顺利过渡到成年期。

（崔　瑾）

参考文献

[1] 巩格言，马佳莉，高雯颖，等 . 慢性病青少年及照护者双视角下成长过渡期准备的纵向研究 [J]. 中华护理杂志，2022, 57(16): 1969-1975.

[2] Seydel A. Transition of care in adolescents with chronic disease:A concept analysis[J]. J Spec Pediatr Nurs, 2023, 28(3): e12414.

[3] Betz CL. Health care transition special collection[J]. J Pediatr Nurs, 2021, 60: A13-A14.

[4] 成磊，袁长蓉 . 儿童癌症幸存者向成人过渡期准备度的研究进展 [J]. 护士进修杂志，2021, 36(2): 112-115.

[5] 蒋鑫鑫，单岩，周越，等 . 国外青少年慢性病患者过渡期准备的研究进展 [J]. 解放军护理杂志，2020, 37(11): 55-58.

[6] Reneses B, Escudero A, Tur N, et al. The black hole of the transition process: dropout of care before transition age in adolescents[J]. Eur Child Adolesc Psychiatry, 2023, 32(7): 1285-1295.

[7] Schwartz LA, Tuchman LK, Hobbie WL, et al. A social-ecological model of readiness for transition to adult-oriented care for adolescents and young adults with chronic health conditions[J]. Child Care Health Dev, 2011, 37(6): 883-895.

[8] Betz CL, Smith K, Van Speybroeck A, et al. Descriptive analysis and profile of health care transition services provided to adolescents and emerging adults in the Movin' On Up health care transition program[J]. J Pediatr Health Care, 2018, 32(3): 273-284.

[9] Betz CL, Krajicek M, Craft-Rosenberg M. Nursing excellence in the care of children, youth and families[M]. 2nd ed. New York: Springer, 2018.

第二章

青少年慢性病患者至成人医疗过渡期服务的关键要素

第一节 / 医疗过渡服务的总体原则

青少年慢性病患者至成人医疗过渡属于所接受医疗服务的模式转变。当青少年慢性病患者从儿科医疗环境进入成人医疗环境时，他们需要得到更加符合其年龄和身体特点的医疗服务，以适应不断变化的需求并得到满足。在这个过渡阶段，青少年慢性病患者面临着自我认知和身份认同的发展挑战，他们需要逐渐摆脱对父母的依赖，实现向独立自主的过渡，并建立起自我管理和决策的能力。同时，随着青少年慢性病患者逐渐从被全面照顾的对象转变为家庭的重要成员，家庭成员的角色和内部沟通模式也会随之发生改变。因此，需要通过综合考虑各种相关的影响因素，通过构建一个全面、精准、有效的支持和服务体系，帮助青少年慢性病患者顺利地完成医疗过渡，并为其未来的健康和发展奠定坚实的基础。过渡实践的总体原则包括以下几个方面。

一、以青少年为中心

在向成人医疗过渡的过程中，青少年慢性病患者的需求呈现出多元化和个体化的特点。他们不仅需要获得医疗技能和知识，还需要得到情感和心理上的支持，以及社会适应和发展方面的帮助。同时，他们对隐私和安全的需求也日益凸显。因此，医疗实践需要全面关注每个青少年慢性病患者的疾病诊疗史、健康状况、生活经历、心理特征、情感需求、社会支持和家庭背景，以提供更为个性化且有针对性的服务。此外，通过加强青少年慢性病患者与医疗团队之间的沟通和信任，可以帮助患者逐渐承担起更多地参与决策和自我健康管理的责任。

二、青少年与家庭共同参与

在儿童阶段，父母或其他家庭成员通常会与医疗团队密切合作，以便更好地照顾和管理孩子的健康状况。然而，在青少年慢性病患者过渡到成人医疗模式的过程中，青少年慢性病患者需要逐渐承担起更多的自我管理责任。因此，需要医疗团队与青少年慢性病患者及其家庭成员建立更为密切的合作关系。通过提供专业的教育和培训，以及必要的支持和鼓励，促进青少年慢性病患者更好地理解和接受新的医疗模式，并逐渐具备自我管理和掌握决策的能力。同时，青少年慢性病患者及其家庭成员的参与还有助于医疗团队更好地了解患者的需求和状况，从而为他们提供更为精准的支持和服务。

三、跨学科专业照护者的合作

青少年慢性病患者至成人医疗过渡复杂且需多学科协作，包括青少年慢性病患者及其家庭与教育、医疗、护理、康复、心理、社工、营养等领域的合作。跨学科合作有助于提供全面、综合的医疗照顾和服务，以支持青少年慢性病患者顺利过渡。学校可提供学术支持和心理辅导，并增强青少年慢性病患者的健康意识和自我管理能力。医疗专业人士需了解青少年慢性病患者的身心状况，并提供针对性的建议、干预和支持，以帮助其家庭应对医疗挑战。为达成此目标，需建立协作机制，加强各学科间的沟通与协调。早期准备和持续跟进有助于制订过渡方案，关注青少年慢性病患者及其家庭需求，提供全面支持，确保医疗服务的连续性和稳定性，并为长期追踪和健康管理提供便利。

四、考虑社会、经济、文化层面的影响因素

青少年慢性病患者至成人医疗的过渡是一个复杂的社会、经济和文化交互作用的过程。为了帮助青少年慢性病患者更好地完成过渡，需要充分考虑到社会支持、社区资源、家庭经济状况、保险覆盖、文化背景以及价值观等相关因素。

这些因素不仅直接影响青少年慢性病患者的身心健康，还对家庭和社会支持体系产生深远影响。在综合考虑这些因素的基础上，提供更具针对性和适应性的支持和服务，以帮助青少年慢性病患者顺利地完成过渡。

五、全面评估和连续关怀

青少年慢性病患者至成人医疗过渡的过程中，需要采取全面评估和连续关怀的策略。针对青少年慢性病患者的评估应涵盖身体、心理、社会和家庭等多个方面，以深入了解患者的全面健康状况和多样化需求，为青少年慢性病患者提供更为精准的医疗和支持，有效满足其个性化的需求。在青少年至成人医疗过渡期后，建立长期的关怀机制至关重要，通过定期随访、健康监测、心理支持和社区关爱，为青少年慢性病患者提供全面的医疗和社会支持，确保患者能够得到持续的医疗和支持，避免因失去监护而出现治疗断裂的情况。

六、个性化过渡方案

制订个性化的过渡方案，需要考虑到青少年慢性病患者的年龄、性别、病情严重程度、生活方式等因素，深入了解患者的健康状况和需求，并与青少年慢性病患者及其家庭进行充分的沟通和合作。通过综合考虑患者的病情严重程度、器官功能状况、心理情绪、认知功能，结合其身心需求，对过渡期药物治疗、健康管理技巧和生活方式调整等方面给予个性化的指导，帮助青少年慢性病患者应对病情带来的情感压力和社会融入问题。

（成 磊）

第二节 / 医疗过渡中转介服务管理的发展

一、转介服务的相关政策和模型/框架

（一）支持转介服务开展的相关政策及项目开展

转介服务（Healthcare Transition Service）是基于青少年慢性病患者照护目标、个人偏好和临床状况提供的一套支持策略，以协助青少年慢性病患者及其家庭成功地从儿科医疗保健服务转移到成人医疗保健服务。其主要内容是为青少年慢性病患者及其家庭提供转介评估，转介相关的知识和技能教育、信息资源（包括转介知识文本、转介政策、视频、提供转介服务的网站链接）及医疗转介咨询服务，并构建医疗过渡策略，通过与成人医疗保健服务衔接提供转介支持。过去的 20 年间，欧洲、北美以及大洋洲的一些国家和地区陆续发布了相关政策文件以支持和规范青少年慢性病患者向成人医疗过渡。其中有里程碑意义的是 2006 年英国国家医疗服务体系（National Health Service，NHS）发布的《正确向年轻人转介指南》（*Transition: getting it right for young people*），美国儿科学会 2002 年在美国家庭医师学会和美国医师学会支持下发表的《特殊健康需求年轻人患者转介共识》（*A consensus statement on health care transitions for young adults with special health care needs*），以及 2011 年发布并在 2018 年和 2023 年更新的临床报告《支持青少年向成人医疗机构的健康照护转介》（*Supporting the health care transition from adolescence to adulthood in the medical home*）。这些指南、共识或报告均在一定程度上助力了之后其他国家、地区和国际性学术组织更多相关立场声明和指导性文件的发表，虽然因不同国家和地区间差异使其实施内容和细节有所不同，但它们都从不同层面提供

了有关青少年慢性病患者向成人医疗过渡的资源，包括转介准备、规划、追踪和随访政策、指南或流程等。在这些政策支持下，出现了一些较为系统、完善的转介医疗项目，其中有代表性的为美国的 Got Transition 项目、英国的 Ready Steady Go 项目以及澳大利亚墨尔本皇家儿童医院（Royal Children's Hospital Melbourne，RCH）的转介服务项目。

（二）指导转介服务开展的相关模型和框架

在执行政策和指导文件的过程中，逐步发展出了相应的指导转介活动开展的理论模型和框架。

1. 卫生保健过渡研究协会模型　2014 年贝茨（Betz）等在青少年慢性病患者过渡期准备社会生态（Social-ecological Model of AYA Readiness for Transition，SMART）模型的基础上加入卫生保健环境因素，形成卫生保健过渡研究协会（Health Care Transition Research Consortium Model，HCTRC）模型（图 2.1），旨在促进青少年慢性病患者向成人医疗转介的最佳实践。该模型提出了医疗转介的核心要素，包括转介政策、转介准备、转介协调、转介支持和转介评估。鼓励跨学科的合作，将医疗专业人员、研究人员、政策制定者和患者及家庭纳入医疗转介的研究和实践中，同时强调对患者进行长期追踪，医疗机构积极参与政策制定，改善医疗转介的质量和可及性的重要性。

2. 转介的 6 个核心要素　转介的 6 个核心要素（Six Core Elements of Health Care Transition）是美国儿科学会、美国家庭医师学会和美国医师学会在 2018 年健康照护转介的临床报告中要求广泛采用的方法框架（图 2.2），从机构层面为患者及其家庭照顾者提供一个结构化的过渡实践过程。

（1）制订并完善转介政策和指南。包括建立标准化的流程和评估体系，专业团队的培训计划，患者及其家庭的支持计划，推动跨学科合作，设立法律和伦理规范，以及建立评估与监督机制等。这些政策和指南旨在确保青少年慢性病患者能得到最佳的医疗照护，进而提升医疗保健的质量和效率。

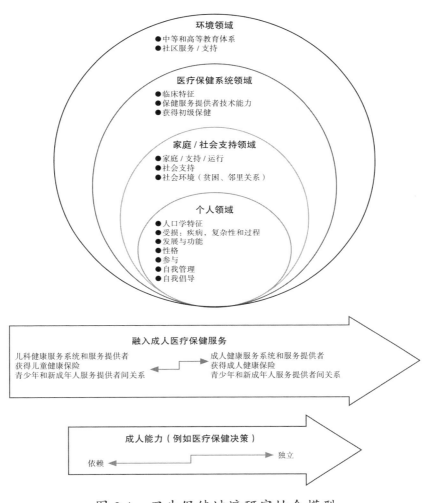

图 2.1　卫生保健过渡研究协会模型

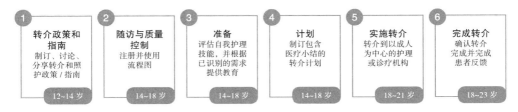

图 2.2　转介的 6 个核心要素

（2）随访与质量控制。通过定期的随访，医疗团队、青少年慢性病患者及其家庭照顾者得以保持密切联系，及时进行信息交流、协商转介方案，并解决可能出现的问题。评估青少年慢性病患者在治疗、康复等各方面的身心需求，调整过渡方案，并提供个性化支持，同时进行记录和存档。此外，通过建立质控指标、收集和分析数据、定期评估满意度等手段，及时发现问题并采取相应措施，确保青少年慢性病患者能得到最佳的医疗照护，进一步提升医疗保健的质量和效率。

（3）准备。使用标准化的工具，定期对即将进入过渡期的青少年慢性病患者及其家庭照顾者的过渡准备度进行评估。将自我照护需求和目标纳入青少年慢性病患者的日常照护计划，预先制订应对相关问题的策略。建立由专业人员和家庭成员共同组成的过渡准备小组进行协调和管理，为青少年慢性病患者提供过渡阶段全方位的支持，包括疾病诊断、治疗计划、药物管理、生活指导、心理支持等。此外，对医疗团队、青少年慢性病患者及其家庭照顾者进行教育和培训，提高他们对过渡过程的认识和理解，建立多学科协作网络，共同为青少年慢性病患者提供全面、专业的医疗服务。

（4）计划的制订。由医疗专业人员与青少年慢性病患者及其家庭合作制订过渡目标，并制订、共享和更新过渡计划。过渡计划的内容可涉及医疗评估、随访计划、转移机构、心理社会支持、沟通协作、记录存档等。将过渡计划纳入青少年慢性病患者的日常照护中，通过制订和执行过渡计划，帮助患者及其家庭更好地适应新的医疗模式。

（5）转介服务的实施。根据先前制订的过渡计划，儿科医疗团队负责向成人医疗团队提供并交接必要的转介信息。成人医疗团队在充分了解青少年慢性病患者既往的疾病治疗情况、身心健康等信息后，对青少年慢性病患者的身心状况进行重新评估，以了解其当前的健康状况和治疗需求，并对现有的治疗或随访方案进行相应调整。此外，还需为青少年慢性病患者及其家人提供必要的心理社会支持，帮助他们适应成人医疗服务环境，提升他们对医疗专业人员的信任。

（6）完成转介与后续服务。在转介完成后，请青少年慢性病患者及其家庭对过渡期服务进行评价以促进质量改进。同时，定期对医疗方案进行评估和调整，保持医患之间以及多学科团队内部的沟通机制，确保医疗保健服务的延续性。此外，还要提供适合当前阶段青少年慢性病患者及其家庭需求的信息支持，提升患有慢性疾病的青少年在成人医疗系统中的自主性。

3. 立足自身框架　荷兰鹿特丹应用科技大学的科学家们在历时 10 年开展的全国性医疗转介质量改进项目中提出了立足自身（On Your Own Feet）框架模型（图 2.3）。该框架模型提出了成功转介的 8 个关键要素，并将其归入 3 个核心类别，包括：①改善组织内部转介照护的干预措施：面向未来、合作、延续性护理；②激励青少年慢性病患者独立自主和自我管理的干预措施：家长参

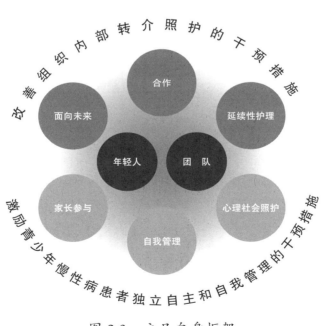

图 2.3　立足自身框架

与，自我管理、心理社会照护；③与年轻人（包括他们的家庭）以及在儿科护理和成人护理领域工作的多学科专业团队合作：年轻人、团队。在这个框架中，年轻人和来自儿科和成人护理的多学科团队之间的合作被置于框架的核心，是因为研究团队认为儿童和年轻人应该在直接影响他们生活的事务中发表意见，专业人员和年轻人之间的伙伴关系是成功转介照护的关键。该框架模型还提供了若干转介工具包，包括简短描述的干预措施、基于实践的经验信息以及专业文献参考等。

二、转介服务团队及管理

（一）转介服务团队的成员组成

转介服务团队是为确保青少年慢性病患者从儿童医疗保健系统平稳过渡到成人医疗保健系统而设立的，目标是提供全面的支持，帮助青少年慢性病患者平稳转介到成人医疗保健系统，并确保他们获得高质量的医疗保健，继续慢性病管理，解决社会和心理健康问题，同时实现职业和教育目标。典型的转介服务团队的成员组成如下。

1. 临床医生 儿科医生需要向青少年慢性病患者和家庭提供关于转介的信息、教育和支持，包括未来可能面临的医疗需求和变化，同时负责评估青少年慢性病患者在生理和心理上的发展水平，以确定何时开始转介过程。并在转介过程中与青少年慢性病患者、家庭及成人医疗团队协调，确保医疗计划的顺利过渡，成人的相应专科医生负责接收处于转介时间点的青少年慢性病患者，通过了解患者的医疗历史和当前状况，提供个体化的治疗计划和延续性治疗，确保患者在成人医疗系统中得到适当的支持，患者的全面需求得到满足。

2. 护士 儿科护士和成人护士在团队中共同协助医生进行初步评估，监测慢性病管理的效果，提供青少年慢性病患者自我管理所需的医疗教育和支持，包括解释相关医疗程序和药物管理，协助青少年慢性病患者和家庭理解医疗保健系统的复杂性。同时，在各自的儿科和成人医疗保健团队中担任转介协调者的角色，在转介时间点共同协调儿童和成人医疗服务机构的医疗和护理服务内容，确保顺利转介和照护服务的连续性。

3. 医务社工和社区社工 医务社工和社区社工负责评估青少年慢性病患者和家庭的社会支持需求，帮助他们顺利融入成人医疗保健系统，并协助解决心理社会问题，如情感问题、学校或职业问题，以及经济和家庭支持问题。同时，向青少年慢性病患者和家庭提供有关医疗资源和转介服务的信息，提出有关学业、职业和就业机会的建议，帮助青少年慢性病患者制订职业发展计划，协助解决疾病与教育和职业发展的相关问题。

4. 心理医生 心理医生针对青少年慢性病患者可能面临的情感和心理健康问题提供心理评估、治疗和支持，以确保他们在转介期间的心理健康，包括管理焦虑、抑郁，帮助青少年患者积极应对慢性病等问题。

5. 药剂师 药剂师和医护团队协作，提供药物咨询和服药教育，监测用药方案的合规性，以及协助解决与药物管理相关的问题，确保青少年慢性病患者在转介期间正确地管理用药。

6. 家庭成员和青少年慢性病患者 家庭成员和青少年慢性病患者是关键的团队成员，他们需要积极参与制订转介计划、遵循医疗建议、进行疾病的自我管理并提供反馈，与医疗专业人员积极合作以确保成功的转介。

7. 学校相关人员 学校主要为青少年慢性病患者提供心理和社会层面的支持，通过减少其学校生活中与疾病相关的歧视与欺凌，帮助青少年慢性病患者改善与健康同学的人际关系；提供学业规划和职业发展辅导，进而提高青少年慢性病患者的自我管理能力，帮助其成功地迈入成人医疗。此外，学校的校医和护士也会提供延续性药物管理支持，并与家庭和医院密切合作，确保青少年慢性病患者能够合理、安全地管理他们的药物，有助于学业和健康方面的充分发展，以更好地适应学校生活。

（二）转介服务团队的运行机制

转介服务团队的运行机制旨在确保青少年慢性病患者平稳、有序地转介到成人医疗保健系统，以及提供必要的支持和资源，以满足他们的生理、心理和社会需求。运行机制通常包括宣传、评估、计划、教育、协调、支持、跟进、协作和评价等关键内容，可以确保青少年慢性病患者在医疗保健过渡期间获得全面的支持，实现平稳的转介。

转介服务的起始点是向符合转介年龄的青少年慢性病患者和家庭照顾者、儿科及成人相应专科疾病的医疗护理团队宣传转介政策和相关指南，提高参与转介活动的意识。之后，才是对青少年慢性病患者的个体综合评估，包括医疗状况、社会支持系统、教育和职业目标以及心理健康需求。基于评估结果，由团队共同制订个性化的转介计划，明确目标、时间表和责任。同时，提供教育和支持，以帮助青少年慢性病患者和家庭了解转介过程中可能遇到的挑战和问题，包括解释成人医疗保健系统的运作方式、医疗保健政策、保险覆盖、药物管理等，提供包括书面材料、网上资源、热线电话等资源，以便青少年慢性病患者和家庭随时获得信息和支持。此外，医疗服务的协调也是重要工作环节，包括将青少年慢性病患者的医疗病历记录、检验检查结果和药物清单传递给成人医疗保健机构，以确保医疗信息的连续性和及时性。帮助青少年慢性病患者建立与成人医疗机构的联系，确保他们能够及时预约初次就诊。在青少年慢性病患者被成功转介后，团队依然会继续提供支持，包括定期地跟进和共同参与复诊，与成人医疗专业人员定期召开会议，共享信息，协商治疗计划，解决问题，以确定青少年慢性病患者是否适应了新的医疗保健环境，并继续获得所需的照护。团队还将定期评价转介工作开展的效果，内容包括转介成功率、患者满意度和患者临床医疗结果，根据评价结果进行持续改进，以确保提供更好的服务。

（三）识别转介服务的障碍因素

1. 来自于青少年慢性病患者层面的障碍因素 包括对成人医疗保健系统的陌生感和转介准备不充分。

（1）对成人医疗保健系统的陌生感：①不希望离开熟悉的儿科医生和儿科医疗保健机构，对即将到来的改变产生了假象焦虑，即对成人医疗保健政策，成人医疗保健机构的环境、系统运作的不确定性的焦虑感。②对成人医疗专业术语的陌生感，以及一时无法接受成人科医生推荐的有改变和（或）不同的治疗方案。③担心成人科医生不能倾听和重视他们积累的疾病和照护知识，甚至对成人医疗保健本身存在负面看法。

（2）转介准备不充分：①对医疗转介过程和成人医疗护理模式的准备和支持不足。②青少年慢性病患者自我管理能力不足，尚未具备良好的自我管理能力，包括独立预约就诊、药物管理、症状监测等。③青少年慢性病患者对自身健康的关注度低。

2. 来自家庭层面的障碍因素 包括：①对青少年慢性病患者过度保护或参与过少，授权其进行疾病管理存在决策偏差。②家庭支持系统本身对即将到来的转介准备不足，未能在过渡期培养青少年慢性病患者对疾病的良好自我管理能力和自立性。③家庭成员和青少年慢性病患者之间存在信息不对等和沟通障碍，患者和家庭对疾病、治疗选择存在误解，无法达成统一的转介决策。④青少年慢性病患者的需求和期望在转介过程中发生变化，如教育和职业选择，家庭未能帮助规划重要决策以及提供足够的情感支持。

3. 来自医疗体系层面的障碍因素 包括：①儿科和成人医疗机构之间协调和合作不足，以及医院信息系统不兼容，导致青少年慢性病患者医疗和照护信息丢失，甚至疾病管理中断。②儿科和成人医疗团队内部沟通不畅，疾病和治疗信息共享不足，影响青少年慢性病患者的连续性照护。③儿科和成人医疗团队缺乏针对转介服务内容培训，对青少年慢性病患者和家庭的需求缺乏了解。④青少年至成人医疗服务存在缺口，青少年慢性病患者无法获得适当的医疗支持。

4. 来自社会层面的影响因素　包括：①社会对某些慢性病可能存在排斥和污名，导致青少年慢性病患者在转介至成人医疗服务的过程中要面对自我价值下降，影响心理健康和生活质量。②青少年慢性病患者在转介过程中面临医疗保险变更，医疗权利和责任变更，法律环境和社会政策变更，变更期间的流程衔接存在漏洞。③不同地区间缺乏支持转介的资源，包括心理健康服务、职业培训等。

三、转介服务的评价原则和标准

目前，国内外尚未形成统一的医疗过渡项目评价标准，仅有加拿大儿科学会（Canadian Pediatric Society，CPS）和美国青少年健康与医疗协会（Society of Adolescent Health and Medicine，SAHM）提出了关于长期患病青少年医疗转介最佳实践项目的评价原则，包括提供发展适当的医疗服务，提高患者自主权，确保医疗保健提供者之间的合作，教授谈判技巧，青少年责任分级，提供社区资源，指定专业人员负责交接工作，为患者提供医疗保健需求的便携式总结，记录单签转介计划。

阿尔迪斯（Aldiss）提出的转介服务评价标准为一种结构化的形式，有助于促进共享和最佳实践的比较。该标准由8个因素组成，侧重于实现总体结果，使青少年慢性病患者及其家庭照顾者经历及时有效的转变。这些因素包括：①作为一个成年人来管理健康状况。②支持逐步转介。③协调儿童和成人医疗机构团队。④使服务对青年人友好。⑤有书面文件。⑥父母参与。⑦转介准备就绪。⑧全科医生的参与。8个因素中都有最佳做法和不良做法的说明，以及最佳做法的相关指标清单。

其他一些研究分别在青少年慢性病患者层面和转介服务层面报告了评价内

容，其中青少年慢性病患者层面的评价内容包括：患者、家庭及服务提供者的满意度，转介准备度，患者转介知识，疾病感知，照护协调，自我管理效能，生活质量，卫生服务利用率，患者需求满足情况。转介服务层面的评价内容包括：转介服务的优势、劣势、机会和威胁，青少年慢性病患者对转介服务的依从性，转介的成功率和医疗护理的连续性。

（王颖雯）

青少年慢性病患者和家庭自我管理能力的发展

自20世纪初以来，儿童医疗保健领域的科学和技术创新，使儿童生命阶段健康状况流行病学的明显变化，传染病大幅减少，预期寿命增加，这反映在儿童、青少年慢性疾病的增加，以及与之相关的身体和心理共患病。疾病模式发生了变化，慢性疾病相关的医疗支出和群体关注均在增加。在目前医疗资源的分配和布局下，个体对自我健康管理方面的责任承担以及医疗保健重点从医院转移到社区和家庭，将是重要的公共卫生策略。

青少年期是儿童生理、心理、社会等向成年人过渡的关键时期，慢性病的长期反复发作、迁延不愈和持续治疗、药物服用、接受检查，给青少年患者和家庭带来巨大的负担。长期患病使患者更易产生焦虑、沮丧、抑郁等心理行为问题，疾病导致的外形改变也使其更加自卑。随着年龄增长，患者独立性及自主性的提高，青少年慢性病患者自我管理疾病的需求日益强烈，其认知、行为的不断发展也对患者和家庭自我管理能力的建设提出要求。

一、医疗过渡中的自我管理角色

成功的医疗过渡包括3个要素：①确保实施有效过渡计划的医疗系统。②对于青少年慢性病患者和年轻人患者友好的外部环境。③个体努力获得与成年相关的能力（如获得自主权、自我管理、赋权感、身份认同、平衡家庭和同龄人影响、适应智力的能力发展等）。自我管理能力是衡量患者过渡能力的重要依据，过渡早期接受自我照护训练的患者，能够更快、更顺利进入过渡期；随着患者年龄的增长，患者自我管理与家庭照护的比重开始变化且互相影响。过渡期准备强调患有慢性疾病的儿童和青少年参与成人医疗照护的能力储备，即建立儿童和青少年参与自己的医疗保健能力的过程，聚焦于患者在不同环境下的自我照护、自我管理和自我发展的能力。现有研究中，自我管理能力常被用作过渡期准备的重要评估指标，也是儿童和青少年顺利过渡及生活质量的预测因子。自我管理作为慢性病青少年过渡到成年期的关键能力，有助于年轻人适应新的责任和自主性，是患者自我效能的驱动力，有助于其应对日益增多的外部挑战。

二、自我管理的概念和相关理论

（一）儿童自我管理的概念

"自我管理"于20世纪60年代中期由克里尔（Creer）率先提出，最先在儿童哮喘项目中开展，进而被广泛应用到慢性病患者管理中。专家们试着从不同专业领域对自我管理进行解释和说明，虽然没有形成统一定义，但却同时强调了自我管理即患者主动参与医疗过程。肯尼思（Kenneth）等认为自我管理是患者在医疗卫生保健人员的帮助下，由患者主动参与医疗过程，参与预防、治疗、康复等一系列的卫生保健活动。巴洛（Barlow）等解释自我管理是指患者主动参与维持治疗、症状管理、心理管理、生活方式管理等来提高对慢性疾病的适应能力和生活质量，达到减少疾病对日常生活影响的目的。2006年世界卫生组织公布癌症是一种可调控的慢性疾病，于是，研究者开始将自我管理应用于癌症患者，具体将患者自我管理内容分为疾病管理、角色管理、情感管理3个部分。在疾病治疗、恢复的过程中通过医疗专业人员的自我管理指导，患者能正确认识疾病，通过医疗专业人员获得高效的疾病康复知识和技能，提高患病后角色适应能力和疾病相关问题的解决能力。莫迪（Modi）等将儿童自我管理定义为"患者和家庭参与控制慢性疾病的健康行为的过程和相互作用"，强调了患有慢性疾病的儿童在维持健康和控制疾病方面与家庭、医疗团队之间的积极互动和合作。由此可见，儿童自我管理是一个综合性概念，一方面，强调家庭在儿童自我管理中发挥着关键的角色，包括提供支持、监督和鼓励，协助儿童执行医疗计划，促使他们养成健康的生活方式，并在应对慢性疾病方面发挥积极作用。另一方面，表明儿童自我管理是一个动态的过程，涉及多方面的相互作用，不仅是患者本人的个体努力，还涉及与家庭、医疗团队、社会支持等多方面的互动和合作，这种良性的互动有助于提高患者和家庭对慢性疾病的管理效果，促进健康行为的养成。

（二）儿童自我管理的相关理论模型

莫迪及其研究团队基于自我管理的概念，提出儿童自我管理框架（Pediatric Self-management Framework，PSMF）模型。该模型从个人、家庭、社区和医疗保健系统水平4个方面阐明了通过认知，情感和实现社会过程对自我管理行为的影响（图2.4）。根据儿科自我管理模型，疾病控制和预防中心癫痫管理优化的儿童自我管理工作组对癫痫儿童青少年"自我管理"给予全面定义，包括：可能影响癫痫控制和健康的因素，例如药物 / 治疗（依从性）、压力、自我效能、应对技巧（仅指在自我管理的背景下）；在日常生活中预防或处理癫痫及其共病以促进身心健康的行为或措施（如社会心理干预、依从性、教育干预、改善生活方式）；护理人员在癫痫管理中的复杂角色和行为，以及护理人员对癫痫的应对和护理人员与儿童福祉相联系的动态过程；在适应儿童发育的情况下促进或过渡到日益独立的自我管理；由社会、健康和社区系统的导航；与儿童医疗保健团队及学校的合作。该定义认为任何应对或管理癫痫及其共病的措施均为自我 / 家庭管理干预（如认知—行为干预、依从性干预、应对技能干预）。

赖安（Ryan）和萨温（Sawin）提出个人和家庭自我管理理论（Individual and Family Self-management Theory，IFSMT）模型。该理论模型作为自我管

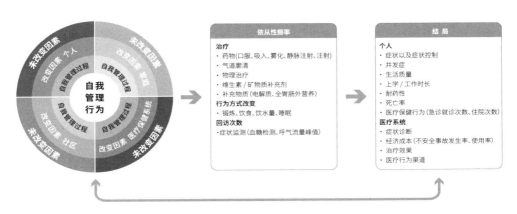

图 2.4　儿童自我管理框架模型

理领域的一种替代性视角，认为自我管理包括特定于疾病的风险和保护因素，物理和社会环境的组成部分，以及个体和家庭成员的独特特征。个体的实践有助于理解自我管理，但通过引入家庭系统理论，可以从个体和家庭的角度获得更多的洞察。家庭系统理论认为，家庭中一个成员的变化会导致整个系统和所有成员的变化。同时运用"个体镜头"和"家庭镜头"允许医疗服务提供者保持对个体的关注，同时考虑到家庭、社交网络和社区关系，形成全面视角。为了填补知识领域的差距，赖安和萨温整合了健康行为变化综合理论（Integrated Theory of Health Behavior Change，ITHBC）和生态模型，形成了 IFSMT。IFSMT 为儿童自我管理相关研究项目提供了理论基础，并且为威斯康星大学密尔沃基分校（University of Wisconsin–Milwaukee，UWM）的博士和硕士生在自我管理领域的工作提供基础。IFSMT 理论呈现的自我管理是一个过程，个体和家庭利用知识和信仰、自我调节技能和能力以及社会协助来实现与健康相关的结果。自我管理发生在与特定情况、身体和社会环境以及个体和家庭有关的风险和保护因素的背景下。近期的结果是自我管理行为和医疗保健服务成本；远期的结果是健康状况、生活质量和医疗成本。

此外，在不同的健康领域和行为人群中，还确定了不同的自我管理理论模型，核心包括处理、指导或控制自我管理相关健康活动和过程。通过研究和临床实践，理解和学习在不同健康领域和人群中广泛应用的自我管理概念或理论模型，能为儿童自我管理模型的建立提供广泛参考。例如，健康信念（Health Belief Model，HBM）模型，HBM侧重于个体对健康威胁的感知，以及他们对采取预防措施的信念；该模型的核心是个体对疾病和健康行为的认知，以及他们采取行动的动机。社会认知理论（Social Cognitive Theory，SCT）强调通过观察和模仿他人来学习，并通过强化和自我效能感来加强学到的行为；在慢性病管理中，这意味着个体可以通过观察他人的自我管理行为来提高他们自己的管理能力。自我效能理论（Self-efficacy Theory）关注个体对其能力的信心，特别是在面对挑战和困难时。心理健康现象理论（Phenomenological Theory of Psychological Health）关注个体对自身心理健康状态的体验和感知，核心概念包括对情感、认知和社交因素的理解，以及个体如何通过自我反思和自我调整来管理心理健康。应对模型（Coping Model）关注个体面对压力、焦虑或抑郁时采用的应对策略，有效的应对策略可以帮助个体更好地管理和维护心理健康。变阻理论（Transtheoretical Model）模型描述了人们在采取健康行为变化方面的不同阶段，包括预备、考虑、行动、维持和终止，有助于制订个体化的健康促进计划。健康推动模型（Health Promotion Model）强调个体对健康增强因素的感知，并考虑到个体内外部的激励和障碍，包括了个体行为的动机和信念。

这些理论模型提供了在健康参与、健康促进和健康应对中挖掘不同情境下自我管理理论模型或框架的基础。在儿童健康素养和健康行为的促进实践中，结合上述理论，可以更好地理解个体的行为、需求和挑战，从而实施更有效的健康管理计划。

三、过渡期准备中自我管理的实践发展

关于过渡至成人护理的青少年慢性病患者的自我管理实践，最先是在糖尿病研究领域中提出，并在生活中有肢体残疾的青少年和青年患者的过渡研究中得到扩展，包括全面评估自我管理知识、技能、优势、目标以及需要支持的领域，通过量身定制的干预手段，以个体或小组的方式来满足自我管理需求。贯穿的第一个主题是"参与自我管理活动"，涉及特定的知识、技能和愿望，学会在日常生活中独立生活，及根据需要发展就业或财务管理技能。第二个主题是"个体化活动"，包括与父母的互动以及与家庭共同承担自我管理责任。第三个主题是"自我管理倡导"，涉及面对歧视和污名化时的处理方法。

过渡期准备是一个相关但独立的概念，它最常被定义为"表明患儿及其支持系统（例如父母和提供者）能够成功从以青少年为中心的医疗保健过渡到以成年为中心的医疗保健"。过渡期准备和自我管理的理论方法具有共同之处，但也有其独特的概念组成部分。有学者建议，自我管理和过渡期准备可以纳入更宽泛的过渡理论，如国际跨学科卫生过渡研究联盟（International and Interdisciplinary Health Care Transition Research Consortium，HCTRC）开发的过渡理论模型，该模型可用于研究测试，并作为临床实践和政策制定的框架。HCTRC 模型由个体、家庭 / 社会支持、环境和卫生保健系统 4 个领域组成，被认为与卫生过渡现象密切相关。该模型详细说明了影响卫生过渡结果的变量、过程以及可能的中介因素和调节因素，涵盖了过渡到成年和成人医疗保健的整体过程。

贝茨等认为，与自我管理和过渡期准备行为相关的理论方法，应该包括个人和家庭自我管理理论（IFSMT）、莫迪的儿童自我管理模型、SMART 青少年准备过渡到成人护理的社会生态模型（详见第一章）、普罗查斯卡（Prochaska）和狄克莱门特（Diclemente）的变化阶段的跨理论模型。这些理论模型的共同点均是以生态学方法为基础，涵盖了个体、家庭和环境系统内部及其之间的关系。这些理论方法在特定过渡期情境下对自我管理的研究和临床实践具有重要

意义，因为它们提供了一个综合性的框架，有助于理解和促进自我管理和过渡期准备行为，其优势包括以下几个方面。

1. 体现生态学方法的综合性　这些理论方法以生态学方法为基础，将个体、家庭和环境系统视为相互关联的要素。这种综合性使它们能够更全面地考虑各种因素对自我管理和过渡期准备的影响，从而有助于实现更系统的干预和支持。

2. 适用于多种健康条件　这些理论方法采用非范畴化方法，这意味着它们不仅适用于特定健康状况，而且适用于各种不同的健康状况。这有助于确保其广泛适用性，不受特定疾病或健康条件的限制。

3. 关注过渡期情境　这些理论方法专注于过渡期情境，聚焦从儿童到成年人的过渡期的不同阶段，这使他们能够深入探讨这些关键生活阶段中的自我管理和过渡期准备需求特征，为相关实践提供有针对性的支持。

4. 支持个体和家庭　这些理论方法不仅考虑了个体层面的因素，还强调了家庭功能和家庭环境对于自我管理和过渡期准备的重要性。这种综合性的关注有助于建立更全面的支持系统，以促进个体和家庭的成功过渡。

总之，这些理论方法为过渡期领域的研究者和临床医护服务者提供了有力的工具，用于理解和支持在过渡期情境中的自我管理和过渡期准备行为。通过考虑生态学关系、多样性的健康条件、过渡期关键阶段和支持系统，有助于提供更全面、更有效的干预措施，以改善青少年慢性病患者和家庭的生活质量。

四、青少年慢性病患者自我管理工具开发的概述

（一）主要的自我管理工具

大多数自我管理工具侧重于对健康状况的自我管理，另外一些工具涵盖了"生活技能"，如交通管理、财务管理和保险管理等，如萨温等开发的青少年/年轻人自我管理和独立度量表（AMIS Ⅱ），费里斯（Ferris）等的自我管理和过渡期准备评估问卷（Self-Management and Transition to Adulthood with Rx

Questionnaire，STARx）和伍兹（Wood）等的过渡期准备评估问卷（Transition Readiness Assessment Questionnaire，TRAQ）。以上为普适性的问卷，也有针对具体疾病的特异性量表，如针对哮喘患儿的生命质量问卷（Pediatric Asthma Quality of Life Questionnaire，PAQLQ）、哮喘儿童自我管理量表，针对癫痫患者的青少年癫痫患者健康量表，克莱森（Klassen）等的癌症青少年和年轻人自我管理测量工具、库珀（Cooper）等的糖尿病青少年需求评估工具、哈里斯（Harris）的糖尿病自我管理评估工具（Diabetes Self-Management Questionnaire，DSMQ）、席林（Schilling）的青少年1型糖尿病自我管理评估工具（Self-Management of Type 1 Diabetes in Adolescents，SMOD-A）等（详见第四章第一节）。

（二）自我管理工具的主要开发技术

在很多工具的开发中采用了认知性访谈，参与者使用结构化格式对测量工具进行评价，包括项目的清晰度、适当性和含义，部分工具在开发初期使用焦点小组提供咨询，或在项目起草后运用德尔菲函询法；也有研究者通过系统回顾，认为青少年慢性病患者自我管理水平的评价指标，主要包括疾病症状控制、疾病相关知识、治疗依从性、心理状况、学校出勤率等，以主观评价为主。大多数评估工具是在青少年或家庭成员参与下开发的，他们通常在促进技能发展方面发挥重要作用，但有些工具，例如莫伊尼汉（Moynihan）的"AM I ON TRAC"和TRAQ缺乏这一重要特质。李杨等学者也指出目前评估工具主要存在疾病相关评价指标的确立无统一标准，多由研究者自行确定；评价量表多局限于单一病种，评价指标不够全面等问题。医疗专业人员的目的是选择适用的、好用的、耐用的评估工具，能对青少年慢性病患者的自我管理技能和行为进行更准确、更客观的评估，以便有的放矢地干预。研究显示，干预措施需要针对青少年阶段性的改变，因此评估工具的纵向测评效能是过渡期工具开发的特点。

医疗专业人员在选择自我管理和过渡期准备行为的评估工具时，需要考虑以下因素：①工具的心理测量特性是否已经报告并且是否可接受？②青少年慢性病患者和护士确定的自我管理目标是什么？如果目标是评估青少年新技能 / 行为的发生和发展，可考虑使用基于改变阶段理论的评估工具；如果目标是评估渐进地变化，可考虑使用具有响应模式的工具，该模式可呈现自我管理责任的量性增加。③使用通用工具或特异性疾病评估工具的优点和局限性是什么？

医疗专业人员希望给青少年慢性病患者和家庭提供专业和科学的服务，使他们能够更好地管理自己的健康状况，通过精心选择和使用可靠的自我管理评估工具，能更有效地判断青少年慢性病患者自我管理和过渡期准备状况，以改善干预方案。

五、过渡期的自我管理涵盖范围

青少年慢性病患者至成人过渡期准备中的自我管理是一个复杂的多层次技能，涉及多个领域，对青少年慢性病患者的综合发展和生活质量具有重要影响。医疗过渡中的自我管理能力培养的挑战，包括可能面临复杂的医疗治疗计划、应对疾病特殊需求和日常生活正常要求的平衡问题、支持系统的缺乏或青春期情感心理发展的波动等，因此根据医疗过渡的特殊情境和发展要求，梳理青少年慢性病患者过渡期自我管理涵盖范围，有助于克服相关障碍因素，利用促进因素，为利益人群提供自我管理能力发展的个性化方案。在过渡期中自我管理发展涵盖的范围主要包括以下方面。

（一）健康维护

青少年慢性病患者理解自己的健康需求，按医疗建议服药和治疗，定期进行预约和随访，以及采取健康的生活方式等；学会监测自己慢性疾病的症状，以及如何有效记录这些信息，以便及时向医生提供必要的数据，有助于医疗团队更好地管理疾病，调整治疗计划。

（二）目标设定和规划

青少年慢性病患者学会设定阶段目标，包括药物管理、疾病认知、自我照护技能、职业和教育目标等，制订切实可行的计划，需要个性化目标，并根据患者的具体情况和慢性病类型进行调整，在医疗专业人员、家庭和社区资源整合下，逐步朝着实现这些目标努力。

（三）时间管理和优先级处理

在过渡期，青少年慢性病患者通常面临繁忙的日程，包括学校、社交和治疗等。他们需要学会设置优先级，合理分配时间，确保高效地完成任务和活动，这将帮助他们减轻压力，减少焦虑，提高生活质量。

（四）财务和资源管理

自我管理涵盖青少年慢性病患者对金融责任的理解，包括医疗保险、预算制定、储蓄、投资以及债务管理。良好的金融责任理解和自我管理能力可以帮助患者更好地适应慢性病的经济挑战，减轻潜在的经济毒性，提高生活质量，更好实现经济独立性。

（五）决策制订和问题解决

在过渡期，青少年慢性病患者经常需要面对各种决策，包括医疗共享决策、教育和职业选择、人际关系处理等。自我管理涉及到决策制订的过程，包括信息搜集、权衡利弊、制订计划以及对决策结果负责和反思等。这有助于他们更明智地做出决策和解决问题。

（六）沟通技能

青少年慢性病患者与医疗专业人员、家庭成员和支持系统进行有效的沟通，包括提问、表达需求、寻求支持和理解医疗建议的能力。

（七）社交技能和人际关系

自我管理不仅仅是内部的过程，它还包括与他人互动的能力。青少年慢性病患者需要学会建立健康的人际关系、处理冲突、表达自己的需求和情感，这对于成功的社交互动至关重要。

（八）医疗信息利用

青少年慢性病患者需要对有关特定慢性疾病知识和健康信息进行查询、筛选和利用，涉及健康教育、信息检索和医学知识的接受学习。

（九）心理健康管理

过渡期通常伴随着情感和情绪的波动，青少年慢性病患者学会识别消极情绪，更好地理解和管理自己的情感反应，学会处理挫折和压力，以及掌握积极的情绪调节策略。

（十）学业发展和职业选择

青少年慢性病患者过渡期自我管理涉及学业目标设定、时间管理、作业和考试准备，以确保学业与疾病管理相协调；此外，还包括对未来职业选择的考虑，以确保所选职业与慢性疾病相容，制订适合职业的发展规划。

在促进青少年慢性病患者自我管理时，需要根据年龄特征进行精心考量，以确保他们能够有效地参与管理自己的健康。包括考虑青少年认知和心理社会发展的差异，制订相应的教育和支持计划；年龄越小，可能需要更直观、简单、图形化的信息；了解青少年对数字化工具的使用习惯，选择适应他们年龄和偏好的技术，如手机应用、游戏化健康应用等，以提高参与度，通过逐步增加责任感，帮助青少年慢性病患者逐渐承担起管理自身健康的责任。

六、提升青少年慢性病患者过渡期准备中自我管理能力的主要策略

青少年慢性病患者在过渡期面临许多挑战，医疗专业人员在帮助他们提升自我管理能力方面起着关键的作用。

（一）个性化的教育和支持

提升青少年慢性病患者过渡期准备中的自我管理能力，关键策略之一是个性化的教育和支持。通过深入了解患者的病情、生活方式和个人需求，量身定

制健康教育计划。这包括与患者合作设定个性化的目标、提供实用的自我管理技能培训，以及利用患者感兴趣的活动和信息传递方式。通过考虑青少年的兴趣和特点，不仅使教育内容更贴近患者的实际需求，还增强了他们对自我管理的参与度，促使更积极、有效地面对慢性病的挑战。

（二）建立积极的医患关系

构建亲近和信任的关系，让青少年慢性病患者感到可以开放地分享自己的问题和疑虑；鼓励患者与医疗团队保持有效的沟通，共同制订治疗目标和计划，鼓励青少年慢性病患者主动参与医疗决策。通过倾听患者需求、尊重其独特性，创造信任和共同合作的环境，增强患者在自我管理中的自信心和责任感，促进更好的治疗效果。

（三）设立可行的发展目标

与青少年慢性病患者共同确定具体、可衡量的治疗目标，确保目标既符合医疗建议又符合患者的实际情况。将目标分解为小的阶段性任务，让患者更容易实现，并从中获得成就感。鼓励青少年慢性病患者制订明确的发展目标，包括学业、兴趣爱好、社交和个人发展方面的目标；帮助他们了解自己的价值观，明确什么是重要的；教导患者学习如何设定优先级，合理规划和安排时间；使用日程表和提醒工具，帮助他们养成良好的时间管理习惯。设立奖励制度，激励患者为实现目标而努力，提供具体和建设性的反馈，帮助他们了解自己的优势和改进空间。

（四）指导自我监测和记录

教导青少年慢性病患者使用健康监测工具，如血压计、血糖仪等，鼓励他们主动监测病情变化。提倡建立健康日志，记录饮食、药物使用、运动等信息，帮助患者更好地了解自己的健康状况。

（五）培养参与决策能力

在适当情况下，教导青少年慢性病患者和他们的家人管理疾病的基本知识

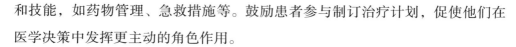

和技能，如药物管理、急救措施等。鼓励患者参与制订治疗计划，促使他们在医学决策中发挥更主动的角色作用。

（六）心理社会支持

提供心理健康支持，因为慢性病可能给青少年带来心理压力和情绪波动。可以引导患者寻求专业心理咨询或支持团体。鼓励患者建立良好的社交关系，有助于减轻心理负担。

（七）促进健康的生活方式

强调健康饮食、适度运动和良好的睡眠对慢性病管理的重要性。制订个性化的运动计划，鼓励青少年慢性病患者积极参与适合他们病情的体育活动。

（八）转介期关注

特别关注转介期的青少年慢性病患者，因为这一时期可能伴随着医疗环境、生理、心理和社交上的明显变化。在转介期前后加强综合性的支持，确保患者能够顺利过渡到成年期，并继续有效地管理慢性病。

（九）家庭和社区融入

吸引青少年慢性病患者的家庭和社区资源，共同关心患者的健康。与学校和社会机构合作，建立支持患者的社会网络。

（十）定期跟进和调整

通过设立定期的随访和复诊机制，医疗专业人员能够全面监测青少年慢性病患者的病情和自我管理情况，及时发现问题。根据患者的反馈和病情的变化，医疗专业人员灵活地调整治疗计划和支持策略，确保其切实可行和贴近患者和家庭需求。这不仅提高了治疗的个性化，也增进了医患沟通，激发了患者对自我管理的积极性。

为了支持青少年慢性病患者的过渡，需要采用以人为本的方法，医疗专业人员的关注应该超越医疗方面，需面对青少年过渡到成年期的全面成长和个性化发展挑战。制订过渡期自我管理支持计划，发展适宜的照护措施，开发自我管理干预工具等，对于培养青少年慢性病患者的自我管理能力和促进他们的过渡期准备至关重要。护士是跨学科健康团队的重要成员，他们为患有慢性病的青少年和年轻人提供过渡服务，护理人员应在多学科团队的支持下，应用科学和系统的自我管理理论框架，明确自我管理支持范围，使用有效的干预手段和评估工具，培养、监测和促进青少年慢性病患者自我管理认识、技能和行为的发展。

（崔　璀）

第四节 青少年慢性病患者和家庭赋权的发展

一、患者赋权的概述

（一）患者赋权的概念

慢性病是全球性公共卫生问题，慢性病的发病率、致残率、死亡率高及治疗时所具有的复杂性、长期性、规范性的特点，严重影响患者的生活质量和身心健康，增加了家庭和社会的负担。目前，赋权（Empowerment）是医疗领域管理慢性病的核心策略，有助于控制患者的健康行为，使其参与疾病决策，减少对医疗保健系统支持的需求，降低医疗成本，对患者和社会具有重要意义。

近年来，文献中对患者赋权的定义逐渐延伸（表2.1），针对不同对象，赋权的含义不同。在个体层面，赋权常与自信心和自我管理能力有关，侧重于心理因素；在组织层面，赋权侧重于群体行动，如加入志愿组织等；在社区层面，赋权指参与集体政治行动产生的心理力量。

虽然在不同领域，赋权的对象不同，其含义也有所不同，未达成共识，但是赋权能够激发患者内在潜能，提高其自我护理能力，减轻家庭和社会的压力，对慢性病患者的护理有重要意义，这也符合WHO对赋权的描述，即为提高患者的护理能力和改善慢性病的健康结局而形成的一种积极的合作关系和护理策略。

研究发现，更高水平的患者赋权与改善生活质量、健康状况和临床结果相关，使患者不仅在不久的将来，而且在其整个生命过程中能够从这些影响中获益。为了增加患者的参与，并走向更协作的护理模式，医疗专业人员应致力于

表 2.1　文献中常见的对患者赋权的定义

序号	赋权的定义	作者
1	患者获得必要的知识、技能、态度和自我意识来提升自己和他人的行为，以提高生活质量的一种过程	Funnell 等（1991）
2	患者对影响自己生活和健康的决策与行动，获得更多控制的过程	Nutbeam（1998）
3	慢性病患者所表现出的接受自己疾病的能力，以及制订和使用特定的应对策略，以重新获得控制感的能力	Bulsara 等（2006）
4	患者调动内在的健康资源并与环境积极互动的过程	Shearer（2007）
5	通过与医疗专业人员的沟通、相互分享与疾病相关的信息资源而产生的有利过程或结果，从而增强了患者的控制感、自我效能感、应对能力和对其病情实现改变的能力	Small 等（2013）
6	通过提高患者的能力，使患者对个人健康施加更多影响的过程	Castro 等（2016）

增加患者的赋权，促进患者更多地参与护理和决策。患者赋权旨在增加自主权、患者参与、增强意识，以及发展相关的社会心理技能。

（二）患者赋权的起源

赋权始于 20 世纪 70 年代，1976 年，索罗门（Solomon）主要研究黑人弱势族群，首先定义了赋权：社会工作者在工作中，应协助弱势群体排除各种间接权力障碍（如自我形象低落、强烈的无助感、宿命观等）和直接权力障碍的运行，以使其感受自身力量，建立自主意识，进而采取改变性行动以便尽可能地掌握自己的生活，这一过程，即为赋权。索罗门关于赋权的设想一经提出，便得到美国社会的高度关注和赞誉，并在随后快速盛行于关于种族、妇女、贫困人口等的社会工作中。

随后，组织管理学、社区心理学、教育学、健康促进等领域的多位学者也开始对赋权的概念界定及引进进行了探索。不同学科领域对赋权的诠释各有侧重，例如社区心理学更偏向于从自我概念、自尊、意识觉醒等个体内在层面对赋权进行解释；而社会工作实务中则较为强调赋权作为一种行为干预过程的重要性。

目前赋权被广泛应用于临床医学领域，被认为是以患者为中心，注重患者的疾病感知、个人的健康责任等，从而激发患者潜能，发挥患者自身优势和能力去解决问题，提升自我责任感，促进健康结局的过程。

（三）患者赋权的理论框架

1. 健康赋权理论框架　该理论框架包括个人和社会资源 2 个方面，即通过健康赋权激发个体的内在动力，同时帮助个体识别和利用现存的外在社会支持系统，其中个体参与决策的行为态度是健康赋权过程与健康结局之间的中间变量，同时也是赋权的核心要素。

2. 慢性病患者赋权理论框架　该理论框架主要用于指导和改善慢性病患者的护理和预后，包括自我、亲情、社会、激发健康责任、履行健康责任、实现健康责任等 6 个主要方面。同时各要素之间不是彼此独立的，而是相互影响的互动循环。

（四）患者赋权的作用

患者赋权有 3 个主要作用：①促进自我的变化：自我的改变与改变一个人的自我形象或自我评价有关，可以被解释为获得更高水平的自尊、自我效能感和增加的自主性。②促进行为的变化：行为的改变与知识和技能的增加有关，从而导致明智的决定，最终导致更健康的选择。③促进人际关系的变化：关系的变化发生在患者更多地参与他们的护理，因此，能够在护理计划中表达他们的需求、关注和期望。自我、行为和人际关系的改变是更高水平的患者赋权的重要结果。

最终，赋权有利于改善患者生活质量、提高幸福感、更好地适应慢性疾病、有效进行疼痛管理。研究发现，患者赋权与特定疾病标志物之间存在临床显著变化和关联。此外，赋权还与医疗系统的经济效益有关，其有利于降低医疗成本。

（五）与患者赋权相关的伦理问题

患者的参与确保了医疗专业人员所提供的照护是基于患者的需求，否则，医疗专业人员会假设什么对患者是"最好的"，而不是基于患者的需要、兴趣和偏好，因没有考虑患者的健康意义，最终未能达到患者的预期目标。

患者不参与自身健康决策以及公众不参与医疗决策是不道德的。因此，医疗专业人员必须重新考虑让患者参与促进其健康的最佳方法，患者的参与需要被视为一个优先考虑的因素，这是患者的权利。

二、青少年慢性病患者和家庭赋权的发展

（一）青少年慢性病患者和家庭赋权的主要场域

在过渡过程中，青少年慢性病患者面临着人际关系上的重大变化。这些变化涉及重要的其他人，包括亲属、同龄人、医疗专业人员，这些社会支持关系将对青少年慢性病患者的赋权水平和其他相关结果产生很大影响。因此，需要了解过渡期间的各场域权力角色和相关支持对青少年慢性病患者赋权水平的影响。

1. 家庭赋权　家庭赋权（Family-centered Empowerment）是指家庭成员积极参与医疗专业人员主导的健康管理过程，获取健康管理的知识、资源及实践技能，减轻其照顾负荷与角色紧张，最终提高患者及家庭生活质量。

家庭作为慢性病防治与管理的最小单元集合，发挥着双向联通的作用。在疾病预防和治疗阶段采用以家庭参与为主的护理措施，具有一定的积极效应。儿童患者的家属具有较强的意愿参与诊断、治疗、护理、康复的全过程，在这一过程中，照顾者能够提高健康素养，患者也能够获得更多的社会支持与资源，以家庭为中心的参与方式对于患者和照顾者都具有积极的影响。

目前，家庭赋权理论被广泛运用于家庭单元的健康管理之中，并无统一的理论模型，现介绍 2 种理论模式。

瓦萨南（Wacharasin）等根据赋权过程、社会心理管理理论、家庭干预模型等大致将其归纳为以下 5 个步骤。①步骤一：明确照顾问题与需要。目标：

与照顾者建立良好的信任关系，鼓励照顾者积极参与、共同决策、协同管理，使其减轻照顾角色紧张与心理负荷，保持良好心态；明确照顾问题与需要。②步骤二：制订照顾方案。目标：讨论解决问题的方法，为照顾者提供信息与资源支持，确定照顾方案。③步骤三：实施照顾方案。目标：帮助照顾者初步实施照顾方案，增强照顾者的照顾能力和信心。④步骤四：调整负性情绪。目标：关注照顾者的情绪表达及变化，积极倾听其照顾感受与自我倾诉，明确其心路历程的变化与是否存在负性情绪（焦虑、疲乏、挫败感等）；减轻主要照顾者负性情绪。⑤步骤五：评价家庭赋权方案。

以家庭为中心的赋能模式（Family-centered Empowerment Model，FEM）是在赋能理论的基础上发展而来，是根据个人和家庭成员在动机、心理（自尊、自我控制和自我效能）和自我表达特征（知识、能力和行为）三方面的有效性设计的，有如下 4 个步骤：①定问题（小组讨论法），包括通过健康教育等提高知识水平，使用教育辅助材料，如幻灯片演示、海报、讲义以及小组讨论、问答和讲座等教育方法。②解决问题：通过问题解决的方式来实现自我效能。③提高自尊（教育参与法）。④赋能过程及结果评价。

父母的参与程度与青少年慢性病患者的过渡准备度有密切的联系。父母应该参与进来，并作为青少年慢性病患者的"安全网"。然而相关研究发现，青少年慢性病患者的父母过度参与其中，可能会抑制青少年慢性病患者获得成年所需的发展任务。也有研究发现，父母参与程度低与更好的青少年慢性病患者过渡准备和自我管理之间存在相关性，故医疗专业人员具有提醒父母的作用，帮助父母成为促进者，逐渐实现责任转移。

2. 青少年慢性病患者的同龄人　青少年慢性病患者向成人阶段过渡是一个复杂的过程，而同伴支持在这个阶段扮演着重要角色，对青少年慢性病患者赋权有着显著的影响。以下是同伴支持对青少年慢性病患者赋权的一些积极影响。

（1）情感支持：同伴支持提供情感上的支持，可以减轻青少年慢性病患者面临的心理压力。这种情感支持有助于建立他们的自信心，使他们更有信心面对疾病管理和过渡至成人的责任。

（2）分享经验：同伴支持提供了一个平台，使青少年慢性病患者能够分享彼此的经验和应对策略。这有助于建立社交支持系统，让他们感到不孤单，同时也能学到应对慢性病的实用技能。

（3）共同学习：同伴支持可以促使青少年慢性病患者共同学习，从而增加他们的健康知识和自我管理技能。通过与同伴一起面对类似的挑战，他们可以互相鼓励和启发，共同成长。

（4）社交融合：同伴支持有助于青少年慢性病患者更好地融入社会。建立健康的社交网络可以提高他们的生活质量，降低孤独感，使他们更容易接受过渡期所带来的挑战。

（5）自我效能感：通过同伴支持，青少年慢性病患者可以培养自我效能感，即相信自己有能力有效地管理自己的健康。这种信心对于成功过渡至成人期非常重要，因为他们需要独立地处理医疗事务和生活的各个方面。

（6）建立身份认同：同伴支持有助于青少年慢性病患者建立积极的身份认同，超越他们的疾病。与同伴共度时光可以使他们更多地关注自己的兴趣、激情和潜力，而不仅仅关注疾病标签。

综上，同伴支持对于青少年慢性病患者的赋权是至关重要的。通过建立健康的社交网络，提供情感支持和共同学习的机会，同伴可以在他们的过渡阶段发挥积极作用，帮助他们更好地管理自己的健康，培养自信心，以及更好地融入社会。

3. 医疗专业人员　医疗专业人员在青少年慢性病患者的赋权中发挥着关键作用，他们不仅在提供医疗护理方面起到重要的支持作用，同时也在帮助患者逐步建立自主管理和自我决策的能力方面发挥指导作用。以下是医疗专业人员在青少年慢性病患者赋权中的一些关键作用。

（1）教育与信息传递：医疗专业人员有责任向青少年慢性病患者及其家庭

提供关于疾病的详细信息，包括病因、病程、治疗和管理方法等。通过提供清晰、易懂的教育信息，医疗专业人员可以帮助患者更好地理解自己的疾病，从而提高他们对健康管理的认知水平。

（2）建立合作关系：医疗专业人员应该与青少年慢性病患者建立积极的合作关系，共同制订治疗计划和管理方案。通过与患者一起制订目标、制订计划，并在治疗决策中考虑他们的需求和意见，医疗专业人员能够促进患者对治疗过程的参与感，提高他们的责任心。

（3）激发自我管理能力：医疗专业人员可以通过激发青少年慢性病患者的自我管理能力来帮助他们更好地掌握疾病管理技能。这可能包括教授药物管理、症状监测、饮食控制等方面的技能，使患者能够在医疗专业人员不在场的情况下更好地管理自己的健康。

（4）提供心理支持：医疗专业人员不仅要关注青少年慢性病患者的生理健康，还要关心他们的心理健康。耐心提供情感支持和理解，帮助患者处理与慢性病相关的心理压力，有助于培养他们更积极、乐观的态度。

（5）转移责任：随着青少年慢性病患者逐渐过渡到成人期，医疗专业人员需要逐步转移管理责任，帮助青少年慢性病患者逐渐独立处理医疗事务。这包括教导他们如何预约医生、管理药物、理解医疗记录等方面的技能，以促使他们逐渐承担更多的自主责任。

总体而言，医疗专业人员在青少年慢性病患者的赋权过程中既是信息传递者和治疗提供者，又是赋能者和支持者。通过合作关系、教育、心理支持和责任转移，医疗专业人员可以帮助青少年慢性病患者建立起更加积极的自我管理能力，为他们顺利过渡至成人期创造有力的支持体系。

（二）青少年慢性病患者和家庭赋权的测评工具

国内外既有针对特定病种的患者赋权量表，也有适用于慢性病患者群体的赋权量表。量表内容主要包括：疾病自我管理、患者权力维护、控制疾病信心、

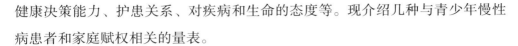

健康决策能力、护患关系、对疾病和生命的态度等。现介绍几种与青少年慢性病患者和家庭赋权相关的量表。

1. 主要照顾者赋权量表　主要照顾者赋权量表（Main Caregivers' empowerment Measurement，MCEM）是吴小玉等研究者在"自我潜力激活过程"的基础上融合中国照护文化开发出来的用于测量主要照顾者的赋权能力的量表。该量表共51个条目，包括个人资源、照顾者的主体性、照顾的信念、照顾的知识和技能、对周围的顾忌、与被照顾者的关系、对照顾作用的认识、善意的照顾及对照顾结果的期待等9个维度。每个条目依次赋分1~4分，1分表示"根本不是那样"，4分表示"通常是那样"，总得分为51~204分，得分越高，代表赋权能力越好。中文版MCEM量表的克朗巴哈系数（Cronbach's alpha 或 Cronbach's α）为0.89，具有较高可信度，是失能人群家庭照顾者赋权能力测量的有效工具。

2. 照顾者赋权量表　德根费夫（Degeneffe）等于2011年研发了照顾者赋权量表（Caregivers' empowerment Scale，CES），并已在康复期脑损伤患者家庭照顾者群体中进行了信效度验证。CES量表包含4个维度，共30项：政策方面赋权（2项）、社区方面赋权（5项）、照顾方面赋权（7项）、个体方面赋权（16项）。采用Likert 5级评分法，得分越高，代表赋权行为越多。CES在脑损伤患者家庭照顾者群体中测得的Cronbach's α在0.76~0.92，其信度值得肯定。

3. 家庭赋权量表　家庭赋权量表（Family Empowerment Scale，FES）是科伦（Koren）等研究者基于赋权的二维概念框架研究形成的量表，主要用于评估有情绪障碍的儿童的家庭赋权能力或对提高家庭照顾者赋能的干预措施是否有效，包括家庭赋权程度（家庭、医疗服务体系、社会系统）和家庭照顾者获得赋权的表达方式（主要包括知识、能力和行为）2个维度。该量表包括家庭、服务体系、社区 / 政策赋权3个分量表，共34个条目。量表从"非常不同意"到"非常同意"采用Likert 5级评分法，得分越高，表明患者的家庭赋能的水平越高或干预措施越有效。该量表在有心理健康问题成年患者的主要照顾者赋权能力评估当中进行

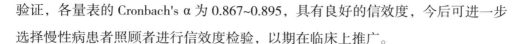

验证，各量表的 Cronbach's α 为 0.867~0.895，具有良好的信效度，今后可进一步选择慢性病患者照顾者进行信效度检验，以期在临床上推广。

（三）青少年慢性病患者和家庭赋权的影响因素

青少年慢性病患者和家庭的赋权受到多种因素的影响，这些因素可以涵盖个体、家庭、社会和医疗系统层面。

1. 健康知识和教育水平　青少年患者和家庭对慢性病的了解程度和健康教育水平会影响他们对治疗和自我管理的理解和参与程度。更高的健康知识水平通常有助于更好地理解慢性病的特点和治疗方法，促使更积极地赋权。

2. 社会支持　青少年慢性病患者和家庭是否拥有强大的社会支持系统，包括亲朋好友、同龄人以及社会组织等，对于他们在应对慢性病方面的赋权至关重要。社会支持可以提供情感支持、信息分享和共同应对策略，有助于应对挑战并促进积极的自我管理。

3. 心理健康　患有慢性病的青少年及其家庭成员的心理健康状态对于赋权至关重要。心理健康问题可能影响他们的抗压能力、应对能力和自我管理能力，从而影响赋权的程度。

4. 医疗团队的支持　医疗团队的态度、沟通方式和支持水平对于青少年慢性病患者和家庭的赋权至关重要。一个支持性、合作的医疗团队能够有效地与患者和家庭合作，提供信息、教育和支持，促进患者更好地参与治疗决策和自我管理。

5. 文化和信仰背景　文化和信仰对于青少年慢性病患者和家庭的价值观、态度和行为有深远的影响。考虑到文化差异和信仰系统的影响，医疗团队需要在提供赋权支持时尊重和适应这些因素。

6. 经济状况　家庭的经济状况可能会影响青少年慢性病患者获得医疗服务的能力，进而影响他们的治疗和自我管理。经济压力可能导致医疗资源不足，从而影响赋权的程度。

7. 社会文化环境　社会对慢性病的态度、健康保健体系的可获得性，以及相关政策和法规都会影响青少年慢性病患者和家庭的赋权水平。例如，一个支持慢性病管理的社会环境可能有助于提高赋权水平。

8. 患者自身特点　青少年慢性病患者个体的特点，如年龄、性别、性格、自尊心等，也会对赋权产生影响。一些患者可能更容易接受和参与自我管理，而另一些可能需要更多的支持和激励。

了解和考虑这些因素，医疗团队可以更全面地制订赋权策略，以满足青少年慢性病患者及其家庭的个体需求，促进更有效的自我管理和顺利过渡至成人期。

三、青少年慢性病患者和家庭赋权的应用方向和展望

1. 个性化医疗和自我管理方案　未来的趋势将更加注重基于青少年慢性病患者和家庭需求制订个性化的医疗和自我管理方案。通过深入了解青少年慢性病患者及其家庭的背景、文化、信仰、心理健康状况等，医疗团队可以提供更为贴近实际情况的支持，帮助他们更好地管理疾病。

2. 数字健康技术的应用　随着数字健康技术的不断发展，如智能手机应用、远程监测设备等，可以更方便地收集青少年慢性病患者的生理数据和行为信息。这为医疗团队提供了更全面的信息，帮助制订个性化的治疗方案，同时激发患者和家庭更积极地参与自我管理。

3. 社交支持平台的建设　利用在线社交平台和支持团体，青少年慢性病患者和家庭可以更容易地分享经验、获得支持和建立社交网络。这些平台可以成为信息传递、情感支持和共同学习的场所，有助于促进患者之间和患者与医疗团队之间的交流。

4. 医疗团队的跨学科协作　未来跨学科的医疗团队将更为常见，包括医生、护士、社会工作者、心理医生等。这样的协作可以提供全面的支持，覆盖青少年慢性病患者生理、心理、社会等多个层面，从而更好地满足青少年慢性病患

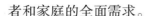

者和家庭的全面需求。

5. 教育和培训的强化　加强医疗团队和青少年慢性病患者及其家庭的健康教育和培训，帮助他们更好地理解疾病、治疗和管理方法。提高他们的健康素养和自我管理技能，是未来赋权策略中的重要一环。

6. 政策和社会支持　制定支持青少年慢性病患者和家庭赋权的政策，确保他们能够获得质量高、可负担得起的医疗服务。同时，社会上对于慢性病的认知和接纳度的提高也将有助于创造更支持自我管理和赋权的环境。

7. 研究和评估　目前，国外对慢性病患者赋权的研究较为广泛，包括质性研究和量性研究。国内对慢性病患者赋权主要集中于老年慢性病患者和癌症患者赋权的影响因素研究，对青少年慢性病患者和家庭赋权的研究较少。

为了帮助青少年面对慢性病，帮助他们为成年和成人护理做准备，过渡护理研究应侧重于确定青少年慢性病患者的临床和发展需求。大多数关于过渡的研究使用了针对疾病的措施，以及关注过渡准备、生活质量、不间断获得护理、随访和医疗保健利用的措施。然而，这些结果中很少涉及与向成年过渡相关的发展和社会心理需求。

持续的研究，医疗团队深入了解青少年慢性病患者和家庭赋权的效果和影响因素。通过定期的评估和反馈，医疗团队可以不断优化赋权策略，确保其能够真正满足患者和家庭的需求。

总体而言，青少年慢性病患者和家庭赋权是一个持续发展的领域，未来将在技术、政策和社会层面不断创新，以更好地支持患者和家庭管理慢性病，提高他们的生活质量。

（项　明）

第五节
青少年慢性病患者及家庭共享决策能力的发展

一、共享决策概述

共享决策（Shared Decision Making，SDM）理念起源于维奇（Veatch）教授《变革年代的医学伦理学模式：什么样的医生—患者角色最符合伦理学的关系？》一文。1982年美国政府正式提出和界定了SDM的含义。查尔斯（Charles）等在前人的基础上逐步完善了SDM的理论体系，包括其含义、原则、概念框架、决策方法和步骤、决策主体及角色变化、患者偏好、达成共识的机制等。SDM经过数十年的研究和实践发展，目前较为权威统一的SDM概念由英国国家卫生与临床优化研究所（National Institute for Health and Care Excellence，NICE）2021年颁发的指南提出：SDM是患者和医疗专业人员一起通过讨论和信息共享，确保患者了解不同选择的风险、收益和预期后果，根据循证证据结合患者的偏好、信仰和价值观来选择检查和治疗的协作沟通过程。医疗决策已经由传统的医生权威型逐渐转变为指导合作型、共同决策型等多种决策模式混合的现状。不同的患者会因为价值观、疾病严重程度、经济状况、家庭结构等个体原因，在医疗决策的制订上，做出不同的决策，制订医疗决策本身已成为多方力量、利益协调的结果，是涉及心理和社会多种因素的复杂过程。

在当今生物—心理—社会医学模式背景下，SDM作为一种医疗专业人员与患者共同参与的决策方式，契合"以患者为中心"的理念，日益受到重视。患者参与决策被认为是高质量医疗服务特征之一，同时也是儿童获得优质医疗保健质量的关键指标。儿童SDM与成人略有不同，更强调以家庭为中心，儿童决

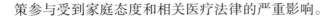

策参与受到家庭态度和相关医疗法律的严重影响。

目前，共享决策已经在国外逐渐成熟，许多国家已经实施了促进成年患者参与 SDM 的具体政策，甚至已经建立了相对完善的理论基础，决策流程法律政策配套等也已逐渐成熟。近年来，儿科医疗机构亦逐步尝试实行医患共享决策，共享决策得到越来越多儿科医疗专业人员的关注，但是，受到相关医学伦理原则、不同文化背景、不同医疗卫生体系的影响，儿科 SDM 尚处在初步发展阶段。

二、青少年慢性病患者共享决策概念和发展意义

（一）青少年慢性病患者共享决策定义及特点

目前，关于儿科 SDM 没有一个被广泛接受的定义。美国儿科学会（American Academy of Pediatrics，AAP）在 2016 年发布关于知情同意的修订政策声明中强调共享决策是以家庭为中心的护理的重要组成部分。此外，2017 年 AAP 发表政策声明专门讨论 SDM 在照顾残疾儿童方面的作用，提出儿童 SDM 的主要特征包括：①涉及两个以上的选择。②信息在两个方向上交换。③各方面都知道治疗方案的具体内容。④所有人都将其知识和价值观相关的优先事项平等地纳入决策过程。美国儿科学会提倡医疗专业人员在决策过程中需同时考虑儿童及其家庭的观点，重视儿科决策中的三元角色特性。国外学者将儿童共享决策定义为患儿参与决策过程的方式，并非做出最终决定，也有学者将儿童共享决策定义为：SDM 是临床医生、儿童及其父母或监护人之间相互尊重的合作过程，根据临床专业知识和家庭的价值观、偏好和目标共同做出医疗保健决策。

目前国内开始关注儿童及家庭参与决策，从影响因素及现状等方面进行了调查研究，但是青少年慢性病患者共享决策的特殊性需要得到进一步的重视与研究：一是决策因青少年的不断成长呈动态变化，决策在紧迫性、风险—获益比、结局不确定性、选择数量、决策环境方面不尽相同。二是青少年的认知和自主性不断发展，需要培养决策能力以便向成人期疾病管理过渡。三是更强调以家

庭为中心，父母的态度和观点会严重影响到青少年的决策参与。四是青少年参与 SDM 在国家法律和政策上具有高度复杂性，在不同文化背景中，知情同意规定有所不同。

（二）青少年慢性病患者及家庭参与过渡期准备的共享决策内容和特点

青少年慢性病患者向成人过渡准备的关键时期，不仅要面对疾病及其合并症所带来的痛苦，还要面临青春期自我认同和自主性的发展挑战。在这个过程当中，需要青少年慢性病患者培养并建立起自我管理和决策的能力，积极参与到过渡期准备共享决策中，与医疗团队建立紧密信任的合作关系，以实现向成人的顺利过渡。

1. 信息共享和教育　共享决策的第一步是确保决策所有相关方都获得充分的信息。对于青少年慢性病患者这可能包括疾病的自我管理、药物管理、未来可能的并发症等方面的知识。医疗专业人员需要向患者及家庭一起提供清晰、易懂的信息，以便他们能够更好地理解和参与治疗决策。

2. 患者及家庭价值观和目标的共同制订　共享决策强调考虑青少年慢性病患者和家庭的价值观、信仰和目标。在慢性病情境下，青少年患者可能有特定的生活方式、教育目标、社交活动等需要被考虑。医疗团队应该与患者和家庭一起讨论治疗选择，并确保这些选择符合他们的个人和家庭价值观。

3. 过渡期准备计划的制订　过渡期准备是一个渐进的过程，需要仔细规划。医疗团队与青少年慢性病患者及其家庭一起制订过渡计划，包括在医疗体系中的角色转变、医疗记录的转移、新医疗团队的介绍等。共享决策涉及在这个过程中患者和家庭的参与，以确保他们在过渡过程中感到支持和理解。

4. 自我管理认知和行为的提升　共享决策应该强调青少年慢性病患者在自我管理方面的责任。患者需要在治疗决策中扮演更主动的角色，学会自我管理、制订个人治疗目标以及参与日常的健康决策。

5. 心理社会支持的整合 青少年慢性病患者及其家庭在过渡期准备中可能面临各种心理社会挑战。共享决策应该包括对心理社会支持的考虑，确保患者及其家庭能够处理可能的情感和心理压力，同时保持对治疗计划的承诺。

6. 跨学科和综合性团队的参与 共享决策需要跨学科和综合性的医疗团队参与，以确保从各个角度对患者的需求进行全面评估。可能包括医生、护士、社会工作者、心理医生、营养师、康复师、社区医疗工作者等专业人员的协作。

（三）青少年慢性病患者及家庭参与过渡期准备共享决策的意义

1. 个体化治疗方案的制订 共享决策意味着将青少年慢性病患者及其家庭视为医疗决策的合作伙伴。通过理解患者和家庭的价值观、目标和需求，医疗团队能够制订更个体化的治疗方案。这有助于确保治疗计划不仅仅是基于医生的专业知识，还充分考虑了患者和家庭的期望，从而提高治疗的可接受性和遵从性。

2. 增强患者责任感 共享决策强调青少年慢性病患者在治疗中的积极参与和责任感。患者在过渡期准备中能够学习和发展自我管理的技能，从而更好地处理他们的慢性病。这有助于培养患者对自己健康的责任心，提高他们在日常生活中自主管理疾病的能力。

3. 促进治疗依从性 共享决策可以提高青少年慢性病患者对治疗计划的理解和认同感，从而增加治疗的依从性。患者在决策中的主动参与使得治疗更符合他们的期望和需求，降低了不理解或不接受治疗的风险。这对于长期患病的青少年尤为重要，因为他们需要在整个生命中维持较长时间的治疗计划。

4. 减轻心理社会压力 过渡期准备可能伴随着青少年慢性病患者和家庭的心理社会挑战。共享决策通过引入心理社会支持的元素，使得患者和家庭在整个过渡期更容易适应变化。可以通过与专业人员合作，共同制订应对挑战的策略，从而减轻相关的心理和社会压力。

5. 促进医患关系的建立 共享决策有助于建立更加平等和信任的医患关系。在这种关系中，青少年慢性病患者和家庭的声音被充分听取，医疗专业人

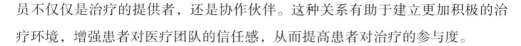

员不仅仅是治疗的提供者，还是协作伙伴。这种关系有助于建立更加积极的治疗环境，增强患者对医疗团队的信任感，从而提高患者对治疗的参与度。

6. 提高医疗体系的效能　共享决策有助于优化医疗资源的利用，通过确保治疗计划更符合青少年慢性病患者的实际需求，减少不必要的医疗浪费。此外，患者和家庭更有可能遵守治疗计划，从而减少因治疗不当而导致的不良结果，提高医疗体系的效能。

三、青少年慢性病患者共享决策能力的建设和发展途径

目前有多种因素影响青少年参与 SDM，包括年龄、决策能力、社会支持、法律伦理、疾病性质、医患关系等。决策能力是目前青少年参与与其自身相关决策的评判标准之一，但是现阶段世界各国对如何客观地评估这个能力依旧没有达成共识。

（一）青少年知情同意能力与决策能力内涵

目前，未成年患者参与一切与自身相关的治疗护理都需要获得家长或监护人的许可，但生命伦理学要求充分尊重人的原则赋予了未成年人一定程度的自主决定权，这种决定权的效力取决于青少年的知情同意能力，知情同意能力的评定主要体现在对决策能力的判定，决策能力是作为行使知情同意权利的主体应具备的心理能力，但目前该评定尚无"金标准"。

儿童发展理论指出，儿童的认知和语言等情况会随着时间推移而发生变化，这种变化会给儿童的决策能力带来相应的影响。决策能力是一个人做出选择的能力。决策能力包括抽象思维、归纳和演绎思维、解决问题能力、理解和沟通能力。阿佩尔鲍姆（Appelbaum）和他的团队提出了具备决策能力的 4 条基本标准：①对必要信息的理解能力。②对情境和结果的评判能力。③对治疗方案的推理能力。④向他人表达决定的能力。这 4 条标准完整的包含了决策能力所涉及的各项内容，在世界范围内得到了普遍认可。

（二）青少年慢性病患者共享决策评估工具

1. 知情同意能力评估工具 阿佩尔鲍姆及其同事开发的麦克阿森知情同意评估工具（MacArthur Competence Assessment Tool，MacCAT）系列是具有良好的信效度的个人知情同意能力评估工具，它包括 MacCAT-T（MacArthur Competence Assessment Tool-Treatment）、MacCAT-CR（MacArthur Competence Assessment Tool for Clinical Research）。这个系列的评估工具通过麦克阿森心理健康和法律研究网筹资创建。MacCAT-T 用于评定患者对特定治疗的知情同意能力，MacCAT-CR 用于评定研究者对于参与某项临床研究的知情同意能力。

MacCAT-T、MacCAT-CR 各有 21 个条目分布于决策能力的 4 个维度：表达、理解、评判和推理的能力。在使用 MacCAT-CR 过程中，研究者以手册为指南，以 0、1、2 分为等级标准进行记录。其中 13 个条目用于测评理解能力，分值在 0~26 之间；3 个条目分别基于参与临床试验并不一定能够获益、有可能会降低他们的益处和他们有能力推出研究，通过这 3 方面进行检测来测评评判能力，其分值在 0~6 之间；4 个条目用于测评推理能力，分值在 0~8 之间；1个条目用于测评表达能力，为 0~2 分。完成一个受试者的 MacCAT-CR 访谈需要 15~20 分钟。MacCAT 具有良好的信效度而在世界范围内广泛应用。

目前，麦克阿森知情同意能力评估工具（MacCAt）不断应用于临床研究，国内学者翻译完成了 MacCAT-CR，对其信效度进行检验并得以肯定。2012 年荷兰学者将 MacCAT-CR 应用于儿科，对 160 名 6~18 岁儿童知情同意能力进行评估并验证了其有效性。越来越多的研究数据验证了 MacCAT-CR 的信效度，因此其被认为是"事实金标准（Factor Gold Standard）"。

2. 青少年慢性病患者决策能力评估工具 年龄通常被认为是评估决策能力的标准，但世界各国对于儿童参与决策的法定年龄限制从 12~18 岁不等，目前我国对于知情同意能力和决策能力仅赋予有完全民事行为能力人，这就意味着 18 岁以下未成年患者并无相关权利。但有研究指出，决策能力往往与年龄并不相符，尤其是长期慢性疾病的未成年患者，在某些情况下能够独立做出明智的决定，或甚至做得比成人更好。因此对青少年慢性病患者决策能力进行评估量化是必不可少的。国外虽然开发了决策能力相关评估工具，但在青少年慢性病患者中的应用仍需要进一步地验证研究。

儿童决策能力量表（Children's Competence in Decision-Making Scale，CCD-M）由学者尼娜·邓尼（Nina Dunne）于2019年编制，主要评估8~12岁慢性疾病患者的决策能力。该量表由14个条目组成，包括4个与信息获取有关的问题，2个与信息处理有关的问题，4个与询问有关的问题和4个与运用判断有关的问题。量表采用Likert 5级评分法，0代表不自信，4代表非常自信，得分越高，决策能力越强。

WHO发布青少年自主决策能力评估指南，主要用于帮助医疗专业人员评估10~18岁青少年自主决策的能力，并支持青少年在医疗决策过程中做出自主决定。指南中提出一个工具包，其包括3个部分，第一部分简要概述了该工具适用的情况。第二部分指出了当医疗专业人员在使用该工具时，应考虑所在国家法律或临床背景。第三部分描述了评估和支持青少年自主决策能力过程的4个步骤。步骤1共同讨论决策和备选办法：与青少年一起探讨决策的重要因素和整体情况，包括青少年的社会心理生活、风险和资源。专业人员应采用适当的语言提供有关护理框架、医疗状况和各种决策选择的一切必要信息，以帮助青少年做出选择。步骤2情况的共同综合：总结步骤1中提出的问题，并确保达成共识。医疗专业人员应关注可能改变决策的因素，并酌情处理这些因素，以便进行评判与青少年和任何相关的合作伙伴，以达成双方同意的决定。父母或法定监护人和其他相关人员的参与应与青少年讨论。步骤3决策点：判断青少年是否有能力在特定的情况和特定的时间做出自主的决定。步骤4无论是否就一项决定达成共识，都要概述后续行动的指导方针。

（三）青少年慢性病患者共享决策能力发展策略

1. 发展心理社会支持系统 在青少年慢性病患者的共享决策中，建立一个强大的心理社会支持系统至关重要。这包括与专业心理医生建立联系，定期获得心理支持，处理慢性病带来的心理压力。此外，社会工作者的介入也很关键，他们可以协助患者融入社区，解决与慢性病相关的社会问题，同时同龄人支持群体的参与也是一个有益途径，能够让患者分享经验、提供情感支持，并增强社交技能。

2. 实践模拟决策场景 通过实践模拟决策场景，青少年慢性病患者可以在安全的环境中练习做出决策，提高他们应对各种情况的能力。这可以通过角色扮演、虚拟现实技术或案例研究等方式实现。这样的实践经验有助于患者更好地理解治疗选择的后果和影响，增强其决策信心。

3. 利用技术工具和应用程序 引入技术工具和应用程序，通过个性化的健康应用监测和管理青少年慢性病患者的健康状况。这种工具不仅提供实时的健康信息，而且促使患者更主动地参与决策，并了解治疗选择对他们的具体影响。远程医疗技术和虚拟医疗团队的应用也进一步拓展了患者与医疗团队的沟通方式。

4. 引导患者设定目标 协助青少年慢性病患者明确定义短期和长期的治疗目标，并制订实际的步骤和计划来实现这些目标。这可以包括制订健康计划、营养计划和锻炼计划等。帮助患者设定并实现这些目标，不仅有助于治疗计划的成功实施，还能够培养患者对治疗方案的参与感和责任感。

5. 促进家庭和学校的合作 与青少年慢性病患者的家庭和学校建立紧密的合作关系，确保在患者生活的各个方面都有一致的支持和促进决策能力的环境。通过提供家庭教育计划，帮助家庭理解患者的特殊需求，同时促进学校和医疗团队之间的沟通，以确保学校了解患者的特殊医疗需求。

6. 建立患者社区和支持网络 鼓励青少年慢性病患者参与同龄人支持群体和慢性病社区，与其他有相似经历的患者分享经验。社交媒体的参与以及定期参与社区活动，有助于建立有益的患者支持网络，提供情感支持和实用建议。

7. 定期评估和调整计划　通过定期的一对一评估，了解青少年慢性病患者在共享决策方面的发展情况，检查目标是否达成，并收集反馈。基于评估的结果，调整支持计划，可能包括修改培训方法、调整目标设定或提供额外的资源和帮助。

8. 培养团队合作和协商技能　通过为医疗团队提供培训，强调共享决策的重要性，教授有效的沟通和协商技能。医疗团队可以通过模拟协商场景的角色扮演来提高协商技能，以更好地与青少年慢性病患者共同制订治疗计划。

9. 鼓励主动参与医疗决策　帮助青少年慢性病患者在医疗约见中主动提出问题，分享他们的意见，并在治疗计划的制订中发挥更积极的作用。共享决策工具，例如决策树、信息手册或在线平台，可以帮助患者更好地理解疾病相关信息。

四、青少年慢性病患者共享决策能力建设的展望

决策能力是青少年参与预期自身相关事宜的重要指标。为了充分保护青少年参与与其自身健康相关事宜的权利，亟需开发相关评估工具或干预措施以促进青少年决策能力的培养和发展。青少年慢性病患者共享决策能力的建设展望充满了前瞻性，主要包括以下几个关键方面。

（一）决策能力相关评估工具的开发

未来的研究可针对我国不同年龄、不同疾病、不同地区的青少年慢性病患者采取多种临床方式，比如问卷调研、深度谈话、心理学干预等方式评估其智力、思维及理解等各方面的能力，在参考国外决策能力评估工具之上，构建符合我国青少年特色的相关决策能力评估指标常模。

（二）数字化医疗工具的整合

随着数字医疗技术的不断发展，未来可以预见更多数字化工具的整合，以支持青少年慢性病患者共享决策。这可能包括智能手机应用程序、虚拟医疗助手和远程监测设备，为患者提供更多实时数据和个性化信息，从而促使更深层

次的参与和决策。

（三）人工智能的运用

人工智能技术的应用将为青少年慢性病患者提供更个性化和精准的治疗建议。通过分析大量医疗数据，人工智能可以为医生和患者提供更好的治疗选择，从而增强共享决策的基础。

（四）优化在线教育和培训

未来的发展将看到更多在线教育和培训资源的开发，旨在增强青少年慢性病患者和家庭在医疗决策中的理解和参与水平。这可能包括交互式课程、虚拟现实体验和在线社交平台，为他们提供全面的支持和信息。

（五）社区和同伴支持的强化

社区和同伴支持对于青少年慢性病患者的共享决策至关重要。未来的展望包括建立更加强大和互动的社区支持网络，鼓励青少年之间分享经验，互相支持，从而促进更积极的健康决策。

（六）跨学科团队的协作

未来将进一步强调跨学科团队的协作，包括医生、心理医生、社会工作者和教育专业人士。这有助于提供更全面的支持，促进共享决策的实施，并考虑青少年慢性病患者的全面需求。

（七）治疗计划的个性化

前瞻性的共享决策还将侧重于更个性化的治疗计划。通过深度了解青少年慢性病患者的需求、价值观和生活方式，医疗团队可以制订更符合个体差异的治疗策略，从而提高共享决策的实效性。

未来青少年慢性病患者共享决策的发展将依赖于科技创新、教育手段的提升以及更全面的健康体系支持。这将使青少年慢性病患者和家庭更积极地参与治疗决策，提高治疗效果，同时促进更健康、更有质量的生活。

（伍雷雷　崔　瑾）

参考文献

[1] White PH, Cooley WC, Transitions Clinical Report Authoring Group; American Academy of Pediatrics et al. Supporting the Health Care Transition from adolescence to adulthood in the medical home[J]. Pediatrics, 2018, 142(5): e20182587.

[2] Geary CR, Schumacher KL. Care transitions: integrating transition theory and complexity science concepts[J]. ANS Adv Nurs Sci, 2012, 35(3): 236-248.

[3] Betz CL, Ferris ME, Woodward JF, et al. The health care transition research consortium health care transition model: a framework for research and practice[J]. J Pediatr Rehabil Med, 2014, 7(1): 3-15.

[4] The six core elements of health care transition ™ 3.0[EB/OL]. www.GotTransition.org. （2024-04-03）

[5] Department of Health. Transition: getting it right for young people. Improving the transition of young people with long-term conditions from children's to adult health services[M]. London: DH, 2006.

[6] American Academy of Pediatrics, American Academy of Family Physicians, American College of Physicians-American Society of Internal Medicine. A consensus statement on health care transitions for young adults with special health care needs[J]. Pediatrics, 2002, 110(6 Pt 2): 1304-1306.

[7] American Academy of Pediatrics, American Academy of Family Physicians, American College of Physicians, et al. Supporting the health care transition from adolescence to adulthood in the medical home[J]. Pediatrics, 2011, 128(1): 182-200.

[8] Rosen DS, Blum RW, Britto M, et al. Transition to adult health care for adolescents and young adults with chronic conditions: position paper of the Society for Adolescent Medicine[J]. J Adolesc Health, 2003, 33(4): 309-311.

[9] Doucet S, Splane J, Luke A, et al. Programmes to support paediatric to adult healthcare transitions for youth with complex care needs and their families: A scoping review[J]. Child Care Health Dev, 2022, 48(5): 659-692.

[10] Aldiss S, Ellis J, Cass H, et al. Transition from child to adult care--'it's not a one-off event': development of benchmarks to improve the experience[J]. J Pediatr Nurs, 2015, 30(5): 638-647.

[11] Aldiss S, Cass H, Ellis J, et al. "We sometimes hold on to ours"–professionals' views

on factors that both delay and facilitate transition to adult care[J]. Front Pediatr, 2016, 4: 125.

[12] Aldiss S, Rose L, McCutcheon D, et al. Gathering expert opinion to inform benchmarks to support transitional care[J]. J Child Health Care, 2019, 23(1): 131-146.

[13] Curran FJ. Chronically ill and handicapped children: Their management and rehabilitation[J]. Am J Psychiatry, 1977, 7: 831.

[14] Barlow J, Wright C, Sheasby J, et al. Self-management approaches for people with chronic conditions: a review[J]. Patient Educ Couns, 2002, 48(2): 177-187.

[15] Modi AC, Pai AL, Hommel KA, et al. Pediatric self-management: a framework for research, practice, and policy[J]. Pediatrics, 2012, 129(2): e473-e485.

[16] Ryan P, Sawin KJ. The Individual and Family Self-Management Theory: background and perspectives on context, process, and outcomes[J]. Nurs Outlook, 2009, 57(4): 217-225.e6.

[17] Sawin KJ, Heffelfinger A, Cashin SE, et al. The development of the adolescent/young adult self-management and Independence scale II: psychometric data[J]. J Pediatr Rehabil Med, 2018,11(4): 311-322.

[18] Moynihan M, Saewyc E, Whitehouse S, et al. Assessing readiness for transition from paediatric to adult health care: revision and psychometric evaluation of the Am I ON TRAC for Adult Care Questionnaire[J]. J Adv Nurs, 2015, 71: 1324-1335.

[19] Klassen AF, Rosenberg-Yunger ZR, D'Agostino NM, et al. The development of scales to measure childhood cancer survivors' readiness for transition to long-term follow-up care as adults[J]. Health Expect, 2015, 18(6): 1941-1955.

[20] Cooper H, Spencer J, Lancaster GA, et al. Development and psychometric testing of the online Adolescent Diabetes Needs Assessment Tool (ADNAT)[J]. J Adv Nurs, 2014, 70(2): 454-468.

[21] Harris MA, Wysocki T, Sadler M, et al. Validation of a structured interview for the assessment of diabetes self-management[J]. Diabetes Care, 2000, 23(9): 1301-1304.

[22] Schilling LS, Dixon JK, Knafl KA, et al. A new self-report measure of self-management of type 1 diabetes for adolescents[J]. Nurs Res, 2009, 58(4): 228-236.

[23] 巩格言, 马佳莉, 周丝丝, 等. 慢性病患儿过渡期准备中医患各方任务及干预的研究进展 [J]. 护理学杂志, 2021, 36(3): 103-106.

[24] 巩格言, 马佳莉, 高雯颖, 等. 慢性病青少年及照护者双视角下成长过渡期准备的纵向研究 [J]. 中华护理杂志, 2022, 57(16): 1969-1975.

[25] Sawin KJ. Definitions, frameworks, and theoretical issues in self-management[J]. J Pediatr Rehabil Med, 2017, 10(3-4): 169-176.

[26] Modi AC, Pai AL, Hommel KA, et al. Pediatric self-management: a framework for research, practice, and policy[J]. Pediatrics, 2012, 129(2): e473-e485.

[27] 陈妍君, 李杨. 青少年慢性病患儿自我管理研究进展 [J]. 中国护理管理, 2018, 18(1): 130-133.

[28] Camp-Spivey LJ, Logan A, Nichols M. Theoretical and contextual considerations for self-management strategies of children and adolescents with chronic diseases: An integrative review[J]. J Child Health Care, 2022, 26(2): 242-261.

[29] Bal MI, Sattoe JN, Roelofs PD, et al. Exploring effectiveness and effective components of self-management interventions for young people with chronic physical conditions: A systematic review[J]. Patient Educ Couns, 2016, 99(8): 1293-309.

[30] Virella Pérez YI, Medlow S, Ho J, et al. Mobile and web-based Apps that support self-management and transition in young people with chronic illness: systematic review[J]. J Med Internet Res, 2019, 21(11): e13579.

[31] Bravo P, Edwards A, Barr PJ, et al. Conceptualising patient empowerment: a mixed methods study[J]. BMC Health Serv Res, 2015,15: 252.

[32] Bulsara C, Styles I, Ward AM, et al. The psychometrics of developing the patient empowerment scale[J]. J Psychosoc Oncol, 2006,24(2): 1-16.

[33] Castro EM, Van Regenmortel T, Vanhaecht K, et al. Patient empowerment, patient participation and patient-centeredness in hospital care: a concept analysis based on a literature review[J]. Patient Educ Couns, 2016, 99(12): 1923-1939.

[34] Cerezo PG, Juvé-Udina ME, Delgado-Hito P. Concepts and measures of patient empowerment: a comprehensive review[J]. Rev Esc Enferm USP, 2016, 50(4): 667-674.

[35] Assembly UNG. Convention on the Rights of the Child, 20 November 1989.[J]. Annual Review of Population Law, 1989, 16(4): 95, 485

[36] Degeneffe CE, Chan F, Dunlap L, et al. Development and validation of the caregiver empowerment scale: a resource for working with family caregivers of persons with

traumatic brain injury[J]. Rehabil Psychol, 2011, 56(3): 243-250.

[37] Falk-Rafael AR. Empowerment as a process of evolving consciousness: a model of empowered caring[J]. Adv Nurs Sci, 2001, 24(1): 1-16.

[38] Funnell MM, Anderson RM, Arnold MS, et al. Empowerment: an idea whose time has come in diabetes education [J].Diabetes Educ,1991,17(1): 37-41.

[39] Fegran L, Hall EO, Uhrenfeldt L, et al. Adolescents' and young adults' transition experiences when transferring from paediatric to adult care: a qualitative metasynthesis[J]. Int J Nurs Stud, 2014, 51(1): 123-135.

[40] Griffiths C, Foster G, Ramsay J, et al. How effective are expert patient (lay led) education programmes for chronic disease?[J]. BMJ, 2007, 334(7606): 1254-1256.

[41] Huang JS, Gottschalk M, Pian M, et al. Transition to adult care: systematic assessment of adolescents with chronic illnesses and their medical teams[J]. J Pediatr, 2011, 159(6): 994-998.e2.

[42] Koren PE, Dechillo N, Friesen BJ. Measuring empowerment in families whose children have emotional disabilities: A brief questionnaire[J]. Rehabilitation Psychology, 1992, 37(4): 305-321.

[43] Rahimi Kordshooli K, Rakhshan M, Ghanbari A. The effect of family-centered empowerment model on the illness perception in heart failure patients: a randomized controlled clinical trial[J]. J Caring Sci, 2018, 7(4): 189-195.

[44] Shoghi M, Shahbazi B, Seyedfatemi N. The effect of the Family-Centered Empowerment Model (FCEM) on the care burden of the parents of children diagnosed with cancer[J]. Asian Pac J Cancer Prev, 2019, 20(6): 1757-1764.

[45] Small N, Bower P, Chew-Graham CA, et al. Patient empowerment in long-term conditions: development and preliminary testing of a new measure[J]. BMC Health Serv Res, 2013, 13: 263.

[46] Solomon B. Black empowerment: social work in oppressed community[M]. New York: Columbia University Press, 1976.

[47] Spencer G. Young people and health: towards a new conceptual framework for understanding empowerment[J]. Health, 2014, 18(1): 3-22.

[48] Stewart KT, Chahal N, Kovacs AH, et al. Readiness for transition to adult health care for young adolescents with congenital heart disease[J]. Pediatr Cardiol, 2017, 38(4):

778-786.

[49] Shearer NB. Toward a nursing theory of health empowerment in homebound older women[J]. J Gerontol Nurs, 2007, 33(12): 38-45.

[50] Singh NN, Curtis WJ, Ellis CR, et al. Psychometric analysis of the family empowerment scale[J]. J Emot Behav D, 1995, 3(2): 85-91.

[51] Shoghi M, Shahbazi B, Seyedfatemi N. The effect of the Family-Centered Empowerment Model (FCEM) on the care burden of the parents of children diagnosed with cancer[J]. Asian Pac J Cancer Prev, 2019, 20(6):1757-1764.

[52] Shearer NB. Health empowerment theory as a guide for practice[J]. Geriatr Nurs, 2009, 30(2 Suppl): 4-10.

[53] While AE, Heery E, Sheehan AM, et al. Health-related quality of life of young people with long-term illnesses before and after transfer from child to adult healthcare[J]. Child Care Health Dev, 2017, 43(1): 144-151.

[54] World Health Organization(2006). What is the evidence oneffectiveness of empowerment to improve health?[EB/OL]. [2020-04-02].

[55] Wacharasin C, Phaktoop M, Sananreangsak S. A family empowerment programfor families having children with thalassemia, Thailand[J]. Nurs Health Sci, 2015, 17(3): 387-394.

[56] 叶洪杏, 陆青梅. 慢性病病人赋权影响因素及干预进展 [J]. 全科护理, 2023, 21(15): 2068-2072.

[57] 徐榆林, 王晓东, 李豪, 等. 赋能理论在慢性病家庭主要照顾者中的研究进展 [J]. 护士进修杂志, 2020, 35(22): 2065-2069.

[58] 刘幼华, 刘桂英, 杨偲, 等. 慢性病家庭照顾者健康赋权相关研究进展 [J]. 中国老年学杂志, 2022, 42(12): 3107-3111.

[59] 张琪. 家庭赋权方案对慢性心衰患者健康水平及生命质量影响的研究 [D]. 杭州: 浙江大学, 2020.

[60] 张姬. 老年慢性病人健康赋权理论框架的构建 [D]. 上海: 第二军医大学, 2012.

[61] 吴小玉, 森口育子. 关于《主照护者自我潜力激活过程》量表的预试验 [J]. 中国实用护理杂志, 2009, 25(17): 38-42.

[62] 龚伯雄, 付伟. 国外慢性病患者赋权量表研究进展 [J]. 护理学报, 2015, 22 (14): 24-27.

[63] 赵羚谷，王涛，王颖，等．国内外医患共同决策研究及应用进展之比较 [J]. 医学与哲学，2018, 39(10): 6-9.

[64] 张新庆．医患"共享决策"核心概念解析 [J]. 医学与哲学，2017, 38(10): 12-15.

[65] Charles C, Gafni A, Whelan T. Shared decision-making in the medical encounter: what does it mean? (or it takes at least two to tango)[J]. Soc Sci Med, 1997, 44(5): 681-692.

[66] Charles C, Gafni A, Whelan T. Decision-making in the physician-patient encounter: revisiting the shared treatment decision-making model[J]. Soc Sci Med, 1999, 49(5): 651-661.

[67] 张锦英，王昊．在临床中如何应用不确定型决策 [J]. 医学与哲学，2016, 37(9): 4-6.

[68] Katz AL, Webb SA. Informed consent in decision-making in pediatric practice[J]. Pediatrics, 2016,138(2), e20161485.

[69] Adams RC, Levy SE. Shared decision-making and children with disabilities: pathways to consensus[J]. Pediatrics, 2017,139(6): e20170956.

[70] Coyne I, Amory A, Kiernan G, et al. Children's participation in shared decision-making: children, adolescents, parents and healthcare professionals' perspectives and experiences[J]. Eur J Oncol Nurs, 2014,18(3): 273-280.

[71] Eaton SM, Clark JD, Cummings CL, et al. Pediatric shared decision-making for simple and complex decisions: findings from a delphi panel[J]. Pediatrics, 2022,150(5): e2022057978.

[72] Ruhe KM, De Clercq E, Wangmo T, et al. Relational capacity: broadening the notion of decision-making capacity in paediatric healthcare[J].J Bioeth Inq, 2016,13(4): 515-524.

[73] Schalkers I, Parsons CS, Bunders JF, et al. Health professionals' perspectives on children's and young people's participation in health care: a qualitative multihospital study[J]. J Clin Nurs, 2016, 25(7-8):1035-1044.

[74] 张珉，王洪奇．评估未成年人的知情同意能力 [J]. 中国医学伦理学，2018, 31(11): 1485-1489.

[75] Hein IM, Troost PW, Lindeboom R, et al. Accuracy of the MacArthur competence assessment tool for clinical research (MacCAT-CR) for measuring children's competence to consent to clinical research[J]. JAMA Pediatr, 2014, 168(12): 1147-1153.

[76] Dunne N. Development and validation of the Children's Competence in Decision-Making Scale[J]. Nurs Child Young People, 2019.

[77] Baltag V, Takeuchi Y, Guthold R, et al. Assessing and supporting adolescents' capacity for autonomous decision-making in health-care settings: new guidance from the World Health Organization[J]. J Adolesc Health, 2022, 71(1): 10-13.

[78] Dodds CM, Britto MT, Denson LA, et al. Physicians' perceptions of shared decision making in chronic disease and its barriers and facilitators[J]. J Pediatr, 2016, 171: 307-309.

[79] Garnett V, Smith J, Ormandy P. Child-parent shared decision making about asthma management[J]. Nurs Child Young People, 2016, 28(4):16-22.

[80] Sajeev M, Cohen J, Wakefield CE, et al. Decision aid for nutrition support in pediatric oncology: a pilot study[J]. JPEN J Parenter Enteral Nutr, 2017, 41(8): 1336-1347.

[81] Fiks AG, Hughes CC, Gafen A, et al. Contrasting parents' and pediatricians' perspectives on shared decision-making in ADHD[J]. Pediatrics, 2011, 127(1): e188-e196.

[82] Hong P, Maguire E, Gorodzinsky AY, et al. Shared decision-making in pediatric otolaryngology: parent, physician and observational perspectives[J]. Int J Pediatr Otorhinolaryngol, 2016, 87: 39-43.

[83] Wogden F, Norman A, Dibben L. Treatment choice in adolescents with cleft lip and/or palate: the importance of shared decision-making[J]. Cleft Palate Craniofac J, 2019, 56(9): 1220-1229.

[84] Ryan A, Duignan S, Kenny D, et al. Decision making in paediatric cardiology. Are we prone to heuristics, biases and traps?[J]. Pediatr Cardiol, 2018, 39(1): 160-167.

[85] 陈迎新, 张霄, 吕仕杰, 等. 青少年癫痫患者参与治疗决策意愿现状及影响因素研究 [J]. 护士进修杂志, 2022, 37(7): 660-663.

[86] 李智英, 李素萍, 孙子莹. 危重症患儿父母参与医疗决策期望及影响因素研究 [J]. 护理学杂志, 2022, 37(9): 20-23.

[87] Clayman ML. Shared decision making's adolescence and transition into adulthood[J]. Patient Educ Couns, 2018, 101(10): 1723-1724.

第三章

青少年慢性病患者至成人医疗过渡期服务的跨学科实践

第一节
护理人员在过渡期服务中的角色和实践

青少年慢性病患者向成人医疗过渡是多学科团队的共同责任。护理人员作为多学科团队中与青少年慢性病患者及其家庭接触最密切的专业人员，是团队中重要且不可或缺的一员，在青少年慢性病患者过渡期中发挥着重要的作用。因此，明确护理人员在过渡期服务中的角色和实践要求，有助于护理人员更新职业角色，将过渡期管理纳入日常医疗护理实践中，并对过渡期管理起到积极作用。

一、护理人员在过渡期服务中的角色

（一）护理人员是患者资料的主要评估者

青少年慢性病患者过渡期准备受多种因素的影响，包含个人因素、家庭因素和社会因素等。护理人员作为团队中与青少年慢性病患者及其家庭接触最多的专业人员，是这些影响因素的主要评估者。目前国外关于过渡期准备的测评量表较多，多采用自我报告形式来评估过渡期准备情况。使用较多的测评量表有过渡期准备评估问卷（Transition Readiness Assessment Questionnaire，TRAQ）、北卡罗莱纳大学过渡量表（University of North Carolina TRxANSITION Scale，UNC TRxANSITION Scale）、自我管理和过渡准备问卷（Self-management and Transition to Adulthood with Rx=treatment，the STARx Questionnaire）等。除以上适用于所有慢性病患者的普适性测量工具外，国外学者还开发了一些疾病特异性的评估工具。护理人员通过有效的评估工具或交流对患者进行持续动态的评估，并结合个人的临床经验及专业知识，为护理措施及诊疗计划的制订和修改提供参考依据。

（二）护理人员是患者过渡期的教育者

青少年慢性病患者向成人医疗机构过渡强调患者在医疗方面的自主性和自我照护能力的培养。青少年慢性病患者所患疾病病程长，需长期用药，青少年慢性病患者及家庭照顾者常将疾病与药物的相关知识放在首位，护理人员是青少年慢性病患者及家庭照顾者健康教育的主要提供者。一项关于青少年慢性病患者过渡期护理的系统评价指出，疾病相关教育培训是提高过渡期准备的有效方式。健康教育及技能培训等过渡期支持可提升青少年慢性病患者药物依从性及疾病知识储备。同时，护理人员也是其他护理同行的教育者。一项调查结果显示，在护理过儿童期起病的成人患者的护理人员中，有 73.6% 的护理人员不了解过渡期护理的概念及相关内容。国内对慢性病的研究多集中于延续护理，对过渡期护理的报道较少。护理人员需要不断总结经验，以教育者身份传递知识和经验。

（三）护理人员是患者过渡期管理的主要实施者

美国妇幼卫生局联合美国青少年健康促进联盟提出了"Got Transition"工具。该工具共包含 6 个核心内容，即制订过渡政策、跟踪过渡进展、评估过渡期准备、计划成人护理、过渡到成人护理以及融入成人实践，为临床提供了实践框架。儿科护理人员早期向青少年慢性病患者和家庭照顾者传递过渡期的相关理念，了解其需求，评估过渡准备，共同制订书面过渡计划，内容包括转移的预期年龄、常见的问题和定期审查更新过渡准备情况。过渡期儿科护理人员复习整理青少年慢性病患者儿科医疗记录，并与成人医疗团队进行沟通，协助确立首次成人医疗机构就诊时间。成人医疗团队审查儿科医疗总结，与患者建立良好的信任关系，儿科护理人员持续追踪过渡过程反馈。

（四）护理人员是多学科团队的协调者

慢性病管理是一种团队管理模式，需要多学科团队人员的参与。为保证过渡期计划的顺利开展，国外设立了过渡期协调员及患者导航员。护理人员是过渡期管理的主力军，具有专业的知识，熟悉过渡期管理各个环节，且与患者及家庭照顾者接触最为频繁，通常被认为是多学科团队中协调者的最佳人选。首先，护理人员作为多学科团队的成员，为处于过渡期的青少年调整过渡计划，协调其与家庭照顾者及成人医疗机构之间的沟通。其次，多学科团队成员均以青少年慢性病患者为中心，从各自专业角度出发，解决其健康问题及需求。护理人员起着沟通、协调的作用，确保多学科团队不同的诊疗活动间保持良好的连续性和紧密性。

（五）护理人员是推动慢性病过渡期管理发展的研究者

目前，国外关于过渡期准备的研究已取得初步成效，而我国过渡期管理的相关研究较少。护理人员作为青少年慢性病患者过渡期管理的主要实施者，根据实施过程中遇到的各种问题及需求开展临床研究，为患者及家庭照顾者提供最佳循证实践。护理人员可借鉴国外的研究思路，引进或开发适合中国国情的过渡期评估工具，通过量性和（或）质性研究了解中国青少年慢性病患者及家庭照顾者的过渡期需求及参与意愿、医疗专业人员对过渡期管理的认识水平。最后，结合国外实践经验及中国临床工作基础，制订出适合我国青少年慢性病患者的过渡期干预方案。

二、护理人员在过渡期服务中的实践要求

护理人员在青少年慢性病患者过渡期中扮演着至关重要的角色，需要具备一系列专业技能和关怀能力，以确保青少年慢性病患者在医疗体系转变中得到全面、个性化的关怀。以下是护理人员在慢性病过渡期中的深入实践要求。

（一）全面评估青少年慢性病患者，制订个性化护理计划

青少年慢性病患者过渡期受多方面因素的影响。护理人员应从青少年慢性病患者的人口学资料、医疗保险、健康状况、认知能力、社会心理状况、自我管理疾病的能力和过渡需求等方面进行全面评估，了解青少年慢性病患

者的文化背景、具体情况、实际需求和未来期望。家庭成员的理解、支持和参与可以帮助青少年慢性病患者更好地应对过渡期挑战，护理人员主动了解其所处的家庭环境，包括但不限于家庭成员的支持水平、参与度、家庭内慢性病管理经验以及对过渡期规划的需求。根据以上评估情况，护理人员为青少年慢性病患者制订个性化的过渡期护理计划，以提供符合其文化价值观和信仰的护理。

（二）协调过渡期管理，实现患者、家庭、医疗和社会多方联动

过渡期服务需要良好的团队协作，包括患者、家庭、医疗团队和社会等。护理人员需具备良好的沟通技能。对于青少年慢性病患者及其家庭，跨文化沟通技能是确保其理解和遵循治疗计划的关键。护理人员与青少年慢性病患者和家庭成员建立信任关系，了解他们的顾虑及期望，全面考虑他们各方面的需求。家庭在青少年慢性病患者过渡期中起着关键作用，护理人员与患者的家庭成员协作，提供支持和教育，使其能够更好地支持青少年慢性病患者。

护理人员在团队中应实现跨学科协作，与医生、社会工作者、心理医生等多学科专业人员建立有效的协作关系，确保信息的及时流通。社区资源能够帮助青少年慢性病患者获取更广泛的支持网络。护理人员可向患者及家庭照顾者推荐可利用的社区资源，如康复服务、支持小组等，以促进患者在社区中的融入。

（三）开展疾病教育，提高疾病自我管理能力

自我照护水平是衡量患者过渡能力的重要依据。护理人员向青少年慢性病患者提供关于慢性病的详细信息，包括病情发展、治疗方案、药物管理等，以增加患者对疾病的理解；协助患者制订并实施疾病自我管理计划，包括药物管理、症状监测和日常生活中的健康实践，最终患者逐渐掌握疾病自我照护技能，实现由家庭照顾者为主导的模式转向以患者为主导的模式。

（四）提供心理社会支持

青少年慢性病患者在过渡期可能面临情感和心理挑战，影响其顺利过渡和疾病治疗，适度的心理社会支持可提高其过渡期准备水平。护理人员应主动与患者保持密切沟通，关注其情绪变化，定期对其进行心理健康评估，及早识别可能面临的焦虑、抑郁或其他心理健康问题；鼓励患者表达感受，教会其应对压力和调节情绪的方法。

（五）持续疾病监测和过渡期效果追踪

青少年正处于生长和发育阶段，他们的慢性病可能会随着时间而变化。护理人员需掌握更加广泛的疾病相关知识，以应对患者在过渡过程中可能发生的病情变化。针对青少年慢性病患者所患疾病，护理人员定期监测疾病症状，了解疾病的进展情况，及时调整护理计划，同时预防并监测慢性病可能导致的并发症，采取相应的干预措施。

青少年慢性病患者在向成人医疗机构过渡的后期常面临一些生活事件的发生，如就业、婚育等，容易导致其脱离医疗服务。因此护理人员还应关注过渡后期的青少年慢性病患者，采用合适的工具或指标对其进行持续追踪评价。有研究指出，过渡期管理的效果评价应包含人口健康、护理体验、护理使用和成本三个领域。国内也有相关研究将患者自我管理效能、生活质量、满意度、门诊就诊率、急性并发症住院率等作为医疗过渡的效果评价指标。长期的随访追踪有利于提高患者的治疗依从性，降低其失访率。

（六）提供医疗体系导航，实现顺利转诊

护理人员向青少年慢性病患者及其家庭照顾者解释医疗体系的变化，帮助患者理解成人医疗体系的运作方式，减轻其过渡时的焦虑感。为促进儿科与成人医疗机构间的沟通协作，护理人员可定期组织过渡介绍性会议，提前安排青少年慢性病患者与成人医疗团队见面，以建立良好的医护患关系。考虑到国内医疗机构间的信息暂未实现互联互通，青少年慢性病患者首次就诊成人医疗机构时主要靠口述和保存的医疗记录与成人医疗团队进行沟通，为确保医疗信息的直接传递，转诊前为患者形成结构化的过渡医疗□□，□□实现青少年慢性病患者的顺利过渡。

　　通过实践上述要求，护理人员能够在青少年□□□□过渡期中发挥关键作用，提供全面的、贴心的护理服务，以确保患者在生理和心理层面都能够顺利适应医疗体系的变化。这不仅可提高患者的生活质量，还有助于提升整体医疗体系的服务效果。

（郭小利）

第二节

多学科团队在过渡期服务中的角色和实践

一、多学科团队在过渡期服务中的角色

多学科团队（Multidisciplinary Team，MDT）是由不同学科专家组成的共同为患者制订适宜诊疗方案的一种会诊形式，它能够综合各个学科的专业知识，打破学科专业界限，提高诊疗水平。多学科团队的代表人员包括儿科医生、成人医生、专科护士、药剂师、营养师、康复治疗师、心理咨询和治疗师、社会工作者等，他们因专业知识或从患者和 / 或家庭角度获得的个人经验而被招募。作为整合型医疗卫生服务模式，多学科团队在应对复杂性疾病诊疗方面具有独特价值，受到世界各国的普遍认可。

多学科团队能够利用通过跨学科共享知识和评估过程中学到的知识和技能，改进和优化所在学科的相关工作。每个人的观点加在一起，可以使团队产生协同作用，从而更清楚地了解患者及其家庭的复杂性。因多学科团队向患者及其家庭提供了一致和可靠的信息，患者及其家庭更积极地接受多学科团队，进一步增加了对多学科团队所提供建议的信心。当情况充满挑战或令人沮丧时，多学科团队能够重新集中注意力并互相支持。

多学科团队在过渡期承担着重要角色，主要包括以下几个方面。

（一）综合专业知识者

多学科团队成员通常具备不同的专业知识和技能，能够综合运用各自的专业背景。在过渡期，多学科团队需要协同合作，共同解决涉及多个领域的问题，确保过渡过程的全面性和协同性。多学科合作的青少年过渡门诊可满足过渡期青少年慢性病患者医疗、心理、教育以及生理发育等多方面的复杂需求，提升

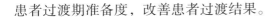

患者过渡期准备度，改善患者过渡结果。

（二）沟通和合作者

成员间的有效沟通和合作至关重要。过渡期涉及多个机构，包括政府机构、企业、社会组织等，多学科团队需要有效协调各方面的需求和期望，确保信息流畅、共识达成。团队合作通过医疗保健团队成员和患者之间的合作来确定患者的目标。在多学科团队中，每个成员都需要非常熟悉其他人的职责，以便一些任务可以在团队成员之间转移，同时仍然尊重任务范围的特定规则。

（三）全面评估者

多学科团队应该能够进行全面的评估，考虑过渡期的各个方面，包括经济、社会、环境等，这涉及从不同学科角度审视问题，有利于制订综合性的解决方案。社会工作者为团队带来家庭系统和社区服务的知识以及社会心理评估技能，还提供了一个框架，用于理解和解决患者和家庭照顾者所经历的移情和反移情问题。护士能够准备和分享护理治疗计划，促进家庭和提供者之间以及提供者和社区卫生机构之间的沟通。护理协调员评估家庭资源和联系相关资源，以满足患者及家庭在长期财务需求、私人保险、医疗补助和豁免、社会保障、家庭护理等问题上的需求。

（四）创新者

过渡期通常伴随着不确定性和变化，多学科团队需要具备创新和适应的能力，能够灵活调整解决方案以适应新的情境和挑战。多学科团队应该关注社会和文化的因素，确保过渡期的方案能够尊重并适应当地的文化背景，减少可能引发社会问题的风险。多学科团队在过渡期中需要关注可持续性问题，包括资源的合理利用、环境影响的最小化等，这要求团队成员在制订解决方案时考虑未来的长期影响。多学科团队的跨度提供了广泛的干预措施。多学科团队获得了与从儿科向成人护理过渡的具体问题相关的技能，使该团队有能力创建不属于儿科或成人护理协调团队常用技能的解决方案。

二、多学科团队在过渡期服务中的实践要求

患有复杂疾病的青少年是需要过渡支持服务的高风险群体。为这一类人群提供服务需要投入精力，并且需要特定的专业知识。跨学科的过渡支持模式可以有效满足有神经发育和心理健康问题的复杂疾病患者、他们的家人和初级医疗卫生保健提供者的期望。多学科团队合作需要对团队文化和时间进行投入才能取得成功。

当涉及青少年慢性病患者的过渡期准备时，多学科团队的实践要求不仅涉及医疗领域，还需考虑到患者的全面需求和生活环境。以下是对多学科团队在过渡期中的实践要求。

（一）全面评估和个性化规划

收集综合评估以创建医疗摘要、进行准备情况评估并确定过渡计划的协商行动。护理和社会工作护理协调员提供教育、转介和跨系统沟通，以帮助青少年慢性病患者和／或家庭实现过渡计划行动。经过评估，每位护理协调员进行护理协调，通过电话、电子邮件、信件和传真与患者家属和服务提供者进行沟通。经过最初几个月的协调，鼓励家庭继续进行过渡准备工作，同时，如果出现新问题或生活变化，也可以再次向团队寻求帮助。医生为每位患者花费 3~4 小时，其中包括 1 小时的面对面患者服务。团队成员的专业知识包括决策支持、自我管理技能、健康生活方式教育和行为改变以及对支持教育和就业、独立生活、社区参与和护理人员的需求。

（二）心理健康评估

心理健康问题在青少年慢性病患者中较为常见。团队应该包括心理学家或心理医生，为青少年慢性病患者进行心理健康评估，确保在制订个性化计划时考虑到患者的心理健康需求。

（三）促进社会支持系统

评估患者的社会支持系统，包括家庭、朋友和社区。这有助于了解患者在过渡期中可能会面临的社会支持挑战，并为相应的支持提供基础。建立同龄支持团体：促进同龄患者之间的支持和交流，可以通过在线社交平台或面对面会议实现。家庭支持：不仅关注患者本身，还要给予家庭成员心理支持，因为他们也可能面临应对慢性病变化的挑战。

（四）协调性团队沟通

采用科学的方法来促进和记录团队流程的改进。定期召开团队会议，以审查团队执行流程、审查并实施新的改进项目，以提高质量。可使用3种方法来描述过渡工作：①对正在接受服务的患者进行分析和总结，审查满意度调查。②选择一个示范性案例进行描述。③利用先前描述的跨学科工作流程评估方法来收集团队成员对其合作的反馈。

（五）电子健康记录的整合

联系患者以同意参与电子健康记录建设，以便对团队活动进行描述性总结。确保各专业的电子健康记录能够顺畅地整合，使得所有团队成员能够迅速获取患者的全面信息。建立定期的复查机制，以评估患者在成人医疗体系中的适应情况，并调整过渡计划。

（六）跨机构协调

如果患者涉及多个医疗机构，需要确保团队能够协调一致地工作，避免信息断层。

（七）自助资源的提供

为患者提供易于理解的教育材料和在线资源，以便他们可以在过渡期间获取额外和详尽的信息。

（八）教育和培训

提供技能培训，包括药物管理、症状监测和应对急症的技能，以增强患者

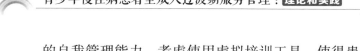

的自我管理能力。考虑使用虚拟培训工具，使得患者及其家庭能够更方便地获取有关过渡期的知识。提供持续的健康教育，确保患者及其家庭能够持续了解和应对慢性病的变化。

（九）目标设定

与患者一起制订具体的健康目标，并提供支持以实现这些目标。

（十）导航服务

提供专门的导航服务，协助患者顺利过渡到成人医疗体系，包括帮助预约医疗约会、理解新医疗流程等。

通过在这些方面深入实践，多学科团队能够更全面、细致地关注青少年慢性病患者的过渡期需求，为他们提供更全方位的支持。这有助于患者更好地适应成人医疗体系，提高生活质量。

维持过渡期服务多学科团队所面临的挑战包括：不同专业背景的团队成员可能使用不同的术语和沟通方式，导致理解上的困难，可能导致信息传递的不准确或不完整；各专业团队成员的工作时间表、工作流程和优先事项可能不同，时间表不匹配可能导致信息的滞后传递和协作的延迟；在多学科团队中，各成员的角色和责任可能不清晰，可能导致任务重叠或任务遗漏，降低团队效率；不同专业领域可能有不同的文化和工作方式，导致过渡期服务信息误解、不适应或冲突；此外，由于涉及多个专业领域的意见和意愿，决策可能变得复杂，统一决策可能需要更长时间，并且可能需要处理各种权衡。

在过渡期服务的多学科团队合作，需要在信任和尊重的环境中协作、支持、学习和妥协。每个学科将自己的方法描述为共享和共同目标，在自己的学科范围内工作，但也会在任务中互相帮助。团队成员应意识到服务团队的整个工作具有集体使命，建议团队的组建和运行需要倾听并尊重每个学科为团队带来的成果。

（郭松领）

第三节 学校教育工作者在过渡期服务中的角色和实践

学校教育工作者在青少年慢性病患者过渡期准备服务中的实践和支持具有重要的社会和个体价值。青少年慢性病患者的数量增加，年龄低龄化，这些年轻人将长期依赖医疗系统，同时也需要融入教育机构、社会和劳动力市场，学校和社会需要培养有能力、有信心、有自尊的年轻一代，帮助他们应对慢性病带来的生活挑战，不会被疾病限制。学校是青少年生活的重要一部分，提供了传授知识和社交机会；在学校，教育工作者不仅负责教育，还扮演促进青少年慢性病患者过渡期社会化和自我管理的重要职责。此外，慢性病对患者和家庭来说是巨大的负担，患者需要应对医疗治疗、药物管理、饮食、运动和心理健康等多方面的问题，家庭也需要承担经济和情感压力，青少年慢性病患者可能会把个人和家庭的压力和问题延伸至学校，因此教育工作者对于青少年慢性病患者的特别关注、及时帮助和持续支持尤其重要。

一、学校教育工作者在青少年慢性病患者过渡期服务中的角色

学校教育工作者在青少年慢性病患者过渡期中扮演着关键角色，他们的工作不仅限于传授文化知识，还需要提供全方位的支持和关怀，以帮助这一特殊群体应对挑战并实现他们的潜力。以下是教育工作者在这个背景下的具体角色。

（一）健康教育的支持者

教育工作者可以提供有关慢性病相关知识，让更多学生理解疾病，接纳和帮助患者；鼓励青少年慢性病患者的自我管理，指导学生能够积极地参与自己

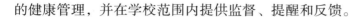

的健康管理，并在学校范围内提供监督、提醒和反馈。

（二）心理服务的提供者

青少年慢性病患者在应对慢性病时可能会面临焦虑、抑郁以及自我价值感下降等心理问题。学校教育工作者基于学校环境和学生状态，对于学生异常情绪反应和情感波动，应该是最能及时发现和判断的。可以在专业人员帮助下，给予青少年情感支持，倾听学生的困扰，提供心理健康资源。

（三）个性化学习的指导者

了解青少年慢性病患者的特殊需求，包括治疗安排、药物管理和疾病特点等，教育工作者据此提供个性化的学习支持，包括座位调整、寝室安排、特殊的课堂安排或其他适应措施，以确保学生在学业方面尽可能不受健康问题的影响。

（四）社会融合的促进者

教育工作者可以倡导包容和友善的学校文化，减少社会排斥；通过组织课外活动、社交团体或支持小组，帮助青少年慢性病患者建立亲密关系，促进团队活动参与和融入。

（五）家庭合作的参与者

与家庭合作至关重要，教育工作者可以与学生的家庭定期或不定期交流，了解家庭的关切和需求，反馈青少年慢性病患者的学校状况，收集患者的家庭表现和问题，并协助建立家校合作计划，以确保学生得到全面的关爱和支持。

（六）职业规划和未来准备的引导者

青少年慢性病患者非常关注他们的职业选择和未来发展，教育工作者可以基于患者的疾病状态、性格特征和学业状况，提供职业建议，探讨职业选择和升学机会，确保学生能够实现自己的职业目标，同时适应健康挑战。

（七）危机干预的发起者

学校教育工作者还需要具备危机干预的技能，因为某些慢性病可能会急性发作，如疾病恶化或医疗紧急情况，如癫痫的院外急性发作，他们需要知道如

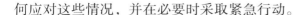

何应对这些情况，并在必要时采取紧急行动。

总之，学校教育工作者在青少年慢性病患者的过渡期准备中发挥至关重要的角色，不仅是知识传授者，还是支持者、心灵导师和危机管理者。他们的工作对学生的健康和未来发展至关重要，因为他们能够影响青少年慢性病患者的态度、自尊心和社会融合，并帮助他们应对慢性病带来的各种挑战。

二、学校教育工作者在青少年慢性病患者过渡期服务中的实践要求

（一）开展个性化关怀

教育工作者需要具备对青少年慢性病患者个体差异的深刻理解，因为每一位患者的情况都是独特的，老师必须采用个性化方法，以满足特殊群体的特殊需求，包括治疗要求、随访安排、学业水平、心理健康状况以及家庭背景等。

（二）具备一定医疗知识

教育工作者需要具备一定程度的医疗知识，以理解不同疾病对学生影响，并与医疗专业人员进行有效的协作。老师需要能够解释常见医疗术语和理解学生的治疗计划，以帮助青少年慢性病患者更好地管理自己的健康。

（三）给予全面支持

教育工作者的工作范围远不止于课堂教育，他们需要提供全面支持，包括心理支持、社交支持，以及卫生保健指导。他们要鼓励青少年慢性病患者积极参与疾病的自我管理，提供资源和建议，以帮助患者面对身体和心理挑战。

（四）协调和合作

教育工作者需要积极与学校的医疗人员、心理医生和特殊需求协调员等专业人员合作，他们需要在学校内部建立有效的协作网络，以确保学生得到全方位的支持，包括向医疗专业人员介绍学校环境和学生的学业需求，确保医疗团队了解学生在学校的情况；与医疗专业人员一起制订过渡计划，确保医疗方面的需求得到充分考虑，包括药物管理、治疗计划等，在可能的情况下，将医疗

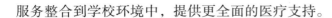

服务整合到学校环境中，提供更全面的医疗支持。

（五）敏感性和同理心

处于过渡期的青少年慢性病患者往往更为敏感，他们可能会因为慢性病而感到自卑、焦虑，或经历情感波动。教育工作者需要表现出高度的敏感性和同理心，理解学生的情感需求，与他们建立信任关系，以提供帮助。尊重青少年的隐私权，确保医疗信息的保密性，只在必要的情况下与授权人分享相关信息。

（六）开展危机管理

由于慢性病可能会导致急性恶化，教育工作者需要具备危机干预的能力，以应对紧急情况；持续更新医疗方面的知识，了解新的治疗方法和支持工具，以更好地满足慢性病学生的紧急需求。他们必须知道何时、何地和如何采取适当的措施，以确保学生的健康和安全。

（七）注重家庭协作

教育工作者需要积极与学生的家庭合作，了解家庭背景、家庭对疾病的看法以及对学生的支持程度和方式。他们可以在学校和家庭之间建立有效的沟通桥梁，以确保学生得到一致的支持和关怀。

总之，学校教育工作者在青少年慢性病患者过渡期中的实践要求体现了其需要更多的医疗、心理和社会支持技能，以确保他们能够满足患有慢性病的学生的特殊需求，帮助他们应对身体和情感挑战，并实现其潜力。这些教育工作者必须具备高度的灵活性，以根据学生的需要提供个性化支持。

（王秋鸿）

第四节
社会工作者在过渡期中的角色和实践

社会工作者，简称社工，是指在社会服务机构中从事专门性社会服务工作的专业技术人员，其主要任务是通过提供情感支持、资源链接、危机干预、心理辅导、社会服务和倡导等服务，协助个人、家庭、社区和群体解决社会问题、情感困境和生活挑战。社工工作领域广泛，涵盖了社会福利、医疗、心理健康、儿童青少年保护、老年关怀、康复、家庭服务、教育、犯罪预防和其他领域。社工的目标是提高个体和社会的福祉，促进社会正义和平等，减轻社会不平等和排斥现象，帮助人们克服各种社会、情感和心理问题，以实现更健康、更有希望的生活。

随着社会进步和人民日益增长的健康需求，社工在卫生健康服务领域发挥着越来越重要的意义和价值。社工职业变得更为重要和多样化，不仅在传统的社会工作领域，如福利、心理健康和妇幼保健中发挥作用，还在新兴领域如青少年慢性病患者过渡期准备、老年关怀、残疾人支持、药物滥用治疗、社会创新和健康促进中扮演关键角色。社工的工作也变得更为复杂，需要与多个利益相关者合作，以应对社会问题和卫生挑战。他们通过提供支持、建立社区资源、推动政策变革和提高社会意识，助力个体和社会的福祉，以适应不断变化的健康需求。

一、社工在青少年慢性病患者过渡期服务中的实践背景

社工在青少年慢性病患者服务中是以患者和家庭的社会需求为导向，通过专业的帮助和与服务对象的互动合作，帮助他们应对生活中的挑战，促进身体和心理健康，同时也在社会层面推动倡导和政策改善。社工服务实践内容与利

益人群生存的微观、中观和宏观环境密切相关，社工在青少年慢性病患者过渡期服务中的实践背景如下。

（一）慢性病患者数量的日益增加

随着医疗科技的进步和人们对健康的更广泛关注，慢性病的发病率逐渐增加，且低龄化现象明显，这使得越来越多的青少年和家庭需要长期管理慢性疾病。社工的角色在于帮助这一不断增长的患者群体，在社区和家庭层面更好地应对慢性病发生和发展中的各项挑战。

（二）社会支持的重要性

社工能够提供情感支持、心理健康辅导和社会资源链接，这对患有慢性病的青少年来说至关重要。这些支持有助于降低患者的焦虑和抑郁水平，也有助于和谐社会的构建。社会支持与身体健康之间存在密切关联。有研究表明，得到社会支持的人更有可能养成健康的生活方式，减少患病的风险。面对生活中的压力和挑战，社工支持可以提供实质性的帮助和建议，使个体更好地应对压力，降低患抑郁、焦虑等心理健康问题的风险。得到社会支持有助于个体建立积极的自我认知，增强自尊心和自信心。在他人的支持下，个体更有可能应对困境并取得成功。

（三）家庭支持和教育的需求

社工不仅服务于患者本身，还支持他们的家庭。他们可以教育家庭成员如何更好地理解慢性病，提供家庭内部的冲突解决方案和沟通技巧，以确保整个家庭在面对慢性病时都能应对得当。社工可以向家庭提供关于过渡期的相关信息和教育，解释过渡的必要性、过程中可能面临的挑战以及如何最好地支持患者。社工可以协助家庭建立支持网络，包括亲戚、朋友、社区资源等。这有助于分担家庭的照顾责任，减轻家庭的负担。

（四）医疗体系的复杂性

现代医疗体系通常较复杂，对于患有慢性病的青少年来说，导航医疗体系可能会变得非常困难。社工可以帮助他们理解医疗程序、药物管理、医疗保险等方面的信息，并协助他们获得适当的医疗资源和信息。家庭可能面临因患者疾病而引起的经济问题。社工可以帮助家庭找到社会服务资源，提供经济援助或其他支持，以减轻家庭的经济负担。

（五）转变期的挑战

青少年时期是一个充满不确定因素的阶段，包括生长发育、疾病变化和心理波动。社工可以在社区、学校等生活范围内，捕捉和发现青少年慢性病患者的特殊需求，为他们提供针对性的支持和指导。

二、社工在青少年慢性病患者过渡期中的角色

社工在青少年慢性病患者过渡期中的角色包括提供情感支持者、信息与资源链接提供者、心理辅导者和医疗照顾协调者等。

（一）情感支持者

青少年慢性病患者通常会面临焦虑、抑郁、愤怒等情感问题，因为他们需要应对长期疾病的影响和青春期心理波动。社工倾听他们的担忧，鼓励他们表达情感，帮助他们建立积极的情感应对机制。过渡期可能带来家庭的情感压力，包括焦虑、担忧和不确定性。社工可以为家庭提供情感支持，帮助家庭理解并应对这些情感需求，促进积极的家庭弹性复原。

（二）信息与资源链接提供者

社工帮助青少年和他们的家庭获取有关疾病管理、医疗资源、社会服务和支持组织的信息。他们可以教育患者和家庭认识疾病，治疗选择和医疗程序，以便其做出合适决策。社工还可以帮助他们访问经济援助、康复服务、提供心理健康支持等。

（三）心理辅导者

社工可以提供心理辅导，帮助青少年应对慢性病可能引发的情感和心理问题。他们可以教授应对压力的技能，提供情感管理策略，并鼓励积极的自我管理行为。社工还可以协助建立支持网络，让患者和家庭获得更多心理健康资源。在心理辅导中，社工需要具备危机干预的技能，以及对潜在危机因素的敏感性。他们可以培养患者面对危机时的应对能力，同时通过预防性的心理健康教育降低患者和家庭陷入危机的风险。

（四）医疗照顾协调者

社工在患者的医疗团队中可以扮演协调者的角色，确保患者得到全面的医疗照顾。他们协调医生、护士、心理医生、康复专家等各种专业人员之间的合作，以确保患者的需求得到满足。例如，糖尿病过渡期门诊的协调员、癫痫青少年专病门诊的协调员，是由具一定专业知识和技能的社工承担。

（五）转介服务促进者

青少年慢性病患者通常会在青少年期末期面临从儿童医疗体系向成人医疗体系的转变，社工可以帮助他们整理转介病历、安排会诊、预约 MDT 团队、联系交通工具、转介陪诊等。

（六）倡导和政策变革者

社工还可以在政策层面为青少年慢性病患者和家庭争取权益，倡导改善医疗和保健服务。他们可以与政府机构、医疗提供者和社区合作，推动政策变革和资源分配，以改善患者的生活质量。

总之，社工在青少年慢性病患者过渡期中发挥辅助、参与和支持的角色，社工需要通过其特殊的视角，对处于困境的服务对象，从生理、心理、社会三个层面进行观察和帮助，依据不同疾病特征和家庭特征的青少年，提供差异化的专业服务。

三、社工在青少年慢性病患者过渡期中的实践要求

社会工作是以专业的伦理和价值观为指导，既能提供一种服务方向，又能限制服务对象的不良行为。社工在青少年慢性病患者过渡期中的实践，要求以

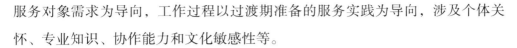

服务对象需求为导向，工作过程以过渡期准备的服务实践为导向，涉及个体关怀、专业知识、协作能力和文化敏感性等。

（一）给予个体化的关怀

社工必须理解每个青少年慢性病患者的独特需求和背景。这包括考虑他们的家庭环境、文化差异、性别、年龄、心理状态等因素，需要社工与患者及其家庭建立密切的合作关系，以获取详尽的信息，确保考虑到所有可能影响患者的因素。社工需要了解患者所处的家庭环境和文化差异，以更好地适应患者的个性化需求，这可能涉及对家庭结构、价值观、信仰体系等的敏感理解。青少年的需求在不同的年龄和发展阶段可能会有显著差异，社工需要根据患者的年龄和发展阶段调整支持计划，确保关注到他们在学业、社交和身体健康方面的独特需求。个体化关怀是一个动态过程，社工需要定期评估患者的状况和需求，灵活地调整支持计划，以确保患者在过渡过程中始终得到最适切的支持。

（二）深入了解慢性病

社工在慢性病领域需要深刻理解各种疾病，包括病程、治疗方法、药物管理和潜在并发症。专业知识使其能够为青少年提供有效的支持和建议，助其更好地协助管理健康。社工通过了解疾病的复杂性，能够为患者制订个性化的自我管理计划，包括药物使用、预防措施等。同时，对潜在并发症的了解使其能够提前干预，降低患者风险。这种深入了解为社工提供了综合视角，使其在过渡过程中能更好地引导青少年面对慢性病的挑战，促使他们更健康地成长。

（三）开展心理健康支持

在过渡期，青少年慢性病患者可能经历多种心理健康问题，社工的心理健康知识至关重要。他们应深刻了解心理问题的迹象和症状，包括焦虑、抑郁、身份认同和病耻感等。社工通过观察患者的情感表达、行为变化和沟通方式，能够及时识别可能存在的心理健康困扰。此外，对青少年发展心理的深入了解有助于理解其在过渡期的挑战。社工不仅能够提供情感支持，还可以教授应对压力的技能，引导建立积极的自我认知。对于复杂的心理问题，社工需协助患者寻求专业心理医生的帮助，确保他们获得全面的心理健康支持。通过深入了解心理健康问题，社工可以更全面地关注患者的整体需求，帮助他们建立健康的心理状态，促使其顺利渡过慢性病的过渡期。

（四）提升协作能力

社工在青少年慢性病患者过渡期的协作中扮演关键角色。他们需要与医疗团队、家庭、学校及社会服务机构协调合作，确保全方位支持。社工通过有效沟通和协调，安排医疗预约、管理学校缺勤，提供药物管理教育等，促进各利益相关者间的信息流畅。这不仅确保患者接收到适切的医疗关怀，还有助于整合学校和社会资源，提升患者在多个方面的全面支持，使其更好地适应慢性病的挑战。此外，社工需要协助青少年慢性病患者规划从儿童医疗体系到成人医疗体系的过渡，包括帮助他们找到适当的医疗团队、了解医疗记录、管理医疗保险等。

（五）关注文化敏感性

社工必须尊重和理解不同文化背景的患者，包括宗教信仰、价值观和传统文化。他们需要采用文化敏感的方法，以确保提供的服务与患者的文化和价值体系相符，以建立信任关系。

（六）终身学习

在医疗领域的快速演进中，社工必须拥有终身学习的态度。持续学习使其能够紧跟慢性病治疗的最新进展，更新专业知识，提高对新治疗方法和最佳实践的了解。通过不断学习，社工不仅保持职业竞争力，还能更全面、专业地服务青少年慢性病患者，为他们提供更有效的支持和关怀。

总的来说，社工在青少年慢性病患者过渡期的实践要求包括广泛的知识、卓越的沟通技巧、文化敏感性和个体化关怀。他们的角色是多方位的，旨在提供全面的支持，以协助青少年成功地应对慢性病和生活过渡期的挑战。

（刘　锟　王秋鸿）

参考文献

[1] Sawicki GS, Lukens-Bull K, Yin X, et al. Measuring the transition readiness of youth with special healthcare needs:validation of the TRAQ-Transition Readiness Assessment Questionnaire[J]. J Pediatr Psychol, 2011,36(2):160-171.

[2] Ferris ME, Harward DH, Bickford K, et al. Clinical tool to measure the components of health-care transition from pediatric care to adult care: The UNC TR(x)ANSITION scale[J]. Ren Fail, 2012, 34(6): 744-753.

[3] Ferris M, Cohen S, Haberman C, et al. Self-management and transition readiness ass essment:development,reliability,and factor structure of the STARx questionnaire[J]. J Pediatr Nurs, 2015, 30(5): 691-699.

[4] Bond J, Shanske S, Hoffman R, et al. Piloting a structured developmental tool to assess transition readiness for youth with special health-care needs: A mixed-methods exploration of health-care provider experiences[J]. J Child Health Care, 2020, 24(1): 92-105.

[5] Fegran L, Hall EOC, Uhrenfeldt L, et al. Adolescents' and young adults' transition experiences when transferring from pediatric to adult care:a qualitative meta synthesis[J]. Int J Nurs Stud, 2014, 51(1): 123-135.

[6] Crowley SL, Byrne S, Mcnulty S, et al. The Temple Star Transitional Model of Care for epilepsy; the outcome of a quality improvement project[J]. Epilepsy Behav, 2017, 79:4-8.

[7] Campbell F, Biggs K, Aldiss SK, et al. Transition of care for adolescents from pediatric services to adult health services[J]. Cochrane Database Syst Rev, 2016, 4(4): CD009794.

[8] Nandakumar BS, Fardell JE, Wakefield CE, et al. Attitudes and experiences of childhood cancer survivors transitioning from pediatric care to adult care[J]. Support Care Cancer, 2018, 26(8): 2743-2750.

[9] Suzuki S, Kita S, Morisaki M, et al. Nurses' perceptions regarding transitional care for adolescents and young adults with childhood‐onset chronic diseases[J]. Jpn J Nurs Sci, 2020,17(3): e12323.

[10] Jones MR, Hooper TJ, Cuomo C, et al. Evaluation of a Health Care Transition Improvement Process in Seven Large Health Care Systems[J]. J Pediatr Nurs, 2019, 47: 44-50.

[11] Kelly D. Theory to reality: the role of the transition nurse coordinator[J]. Br J Nurs,

2014, 23(16): 888-894.

[12] Mailloux C, Halesey E. Patient navigators as essential members of the healthcare team: a review of the literature[J]. Journal of Nursing & Patient Care, 2018, 3(1): 1-5.

[13] Rohatinsky N, Risling T, Kumaran M, et al. Healthcare transition in pediatrics and young adults with inflammatory bowel disease: a scoping review[J]. Gastroenterol Nurs, 2018, 41(2): 145-158.

[14] 王美娟, 王金瑞, 洪思思, 等. 1 型糖尿病患者从儿科向成人医疗过渡管理的最佳证据总结 [J]. 护理学杂志, 2023, 38(3): 21-26.

[15] Schmidt A, Ilango SM, Mcmanus MA, et al. Outcomes of pediatric to adult health care transition interventions:an updated systematic review[J]. J Pediatr Nurs, 2020, 51: 92-107.

[16] 印荷杨, 赵俊. 医院多学科团队研究 [J]. 南京医科大学学报（社会科学版）, 2019, 19(6): 476-479.

[17] Ciccarelli MR, Gladstone EB, Armstrong Richardson EA. Implementation of a transdisciplinary team for the transition support of medically and socially complex youth[J]. J Pediatr Nurs, 2015, 30(5): 661-667.

[18] Accogli G, Ferrante C, Fanizza I, et al. Neuromuscular disorders and transition from pediatric to adult care in a multidisciplinary perspective: a narrative review of the scientific evidence and current debate[J]. Acta Myol, 2022, 41(4): 188-200.

[19] Tumienė B, Del Toro Riera M, Grikiniene J, et al. Multidisciplinary care of patients with inherited metabolic diseases and epilepsy: current perspectives[J]. J Multidiscip Healthc, 2022, 25(15): 553-566.

[20] White PH, Cooley WC, TRANSITIONS CLINICAL REPORT AUTHORING GROUP, et al. Supporting the Health Care Transition from adolescence to adulthood in the medical home[J]. Pediatrics, 142(5), e20182587.

[21] White SW, Smith IC, Miyazaki Y, et al. Improving transition to adulthood for students with autism: A randomized controlled trial of STEPS[J]. J Clin Child Adolesc Psychol, 2021, 50(2): 187-201.

第四章

青少年慢性病患者至成人医疗过渡期服务的辅助工具应用

医疗过渡期准备评估工具的应用

一、青少年慢性病患者至成人医疗过渡期准备评估的目的和时机

青少年慢性病患者至成人的医疗过渡准备环节直接决定医疗过渡的成功与否，过渡期准备不足将会增加青少年慢性病患者的患病率及死亡率、降低青少年慢性病患者及其家庭的生活质量。而过渡期准备情况的评估有赖于准确、可靠的评估工具，且合适的过渡期准备评估工具可为医疗专业人员制订过渡过程规划提供临床指导。目前的过渡期准备评估工具以量表/问卷为主，基于实践技能的评估及客观指标也逐渐被应用。

针对青少年慢性病患者至成人医疗过渡期的评估目的主要有以下4个方面。

（一）评估青少年慢性病患者过渡期准备度

实施过渡期干预前，医疗专业人员通常评估青少年慢性病患者人群医疗过渡期准备的基线情况，采用转换准备度得分的方式，将过渡期准备度分为低、中、高三个级别，以识别过渡准备中、低水平的青少年，并依据测评结果确定其他干预领域，以提高青少年慢性病患者成功过渡的可能性。

（二）评估青少年慢性病患者的过渡能力

过渡能力是指青少年慢性病患者自我感知的过渡过程的知识、技能和能力，目前关注较多的过渡能力集中在自我管理技能、沟通技能及疾病知识掌握等方面，学者克拉森（Klassen）等开发的青少年慢性病患者过渡通用问卷以评估青少年过渡期自我管理技能，主要用于评估12~18岁青少年慢性病患者过渡期自我管理技能，分数越高自我管理技能越强；针对青少年慢性病患者缺乏的自我管理技能，医疗专业人员可制订针对性的过渡期准备措施。

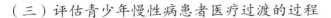

（三）评估青少年慢性病患者医疗过渡的过程

青少年慢性病患者过渡过程评估是过渡期准备评估不可或缺的环节，及时对过渡过程的测评可为调整和持续改进过渡期准备工作流程提供依据。然而，已开展的研究较少涉及过程评估，过渡期的干预效果因而被削弱。马伦（Mulchan）等研究团队开发了一种过渡过程规划和沟通工具，可有效改善过渡结果。此外，半结构式访谈也可被用于评估过渡过程，通过提炼过渡经历相关主题，可实时调整过渡措施。例如，曾氏（Tsang）等实施混合性研究调查过渡期的阻碍因素，结果显示，赋予青少年慢性病患者的自主权有利于过渡期计划的顺利推进。此外，研究显示，自我报告的过渡期准备评估与基于技能实践的评估并非完全一致，一致性程度因评估的技能/知识基础而异，有学者提出可将技能实践用作过渡期准备的干预措施，以及用于评估过渡过程中的过渡准备情况，实现实时评估青少年慢性病患者在医疗过渡过程中的需求。

（四）评估青少年慢性病患者医疗过渡结局

过渡后视角对于制订和调整青少年慢性病患者的过渡期方案至关重要，因此青少年慢性病患者的过渡结局评估至关重要，医疗团队通过评估过渡结局判断过渡期干预措施是否恰当，并及时调整干预策略。由于青少年慢性病患者向成人医疗机构过渡的后期，往往伴随着一些生活事件的发生，如读大学、离家、就业、婚育等，导致患者很容易脱离医疗服务，同时出现吸烟、饮酒和药物滥用等高风险行为和心理社会问题。因此，成人医疗团队需特别关注过渡后期青少年慢性病患者，采用有效的工具对患者进行持续评估，及时识别该年龄段特有的问题，并给予针对性的支持和资源。随着过渡结局评估的不断规范和完善，有学者基于共识制订法构建过渡期质量评价体系以评估青少年慢性病患者向成人保健的过渡质量，以便对不同条件和卫生系统实现评估，目前已确定 169 个过渡质量指标，涵盖治疗依从性、相关知识掌握程度、护理人员的满意度、急诊就诊和住院治疗次数等。青少年慢性病患者过渡期质量评价指标正在发展中，目前尚未形成统一标准，有待开展更深入的研究。此外，过渡体验也是过渡结局的评估内容之一，可反映青少年慢性病患者对过渡过程的满意度及过渡期干预的效果，目前可采用定性和定量的方式评估过渡体验，如过渡体验量表、过渡准备体验评估问卷。

二、青少年慢性病患者至成人医疗过渡期准备评估工具分类

依据不同的分类标准，青少年慢性病患者至成人医疗过渡期准备评估工具可分为自评和他评、普适性评估工具和特异性评估工具。

（一）自评工具和他评工具

青少年慢性病患者医疗健康过渡过程及医疗责任的转移过程涉及青少年患者、父母和医疗人员等多方利益攸关者，青少年患者医疗责任的增加、父母及医疗专业人员的医疗参与减少均可提示青少年慢性病患者医疗过渡期准备度有所提升，因此越来越多学者强调在科学研究和临床实践中实施多角度评估的重要性。目前已开发的评估量表多以青少年慢性病患者自评为主，但随着青少年慢性病患者医疗过渡准备度概念内涵的不断丰富，多版本他评量表/问卷也逐渐被开发，如吉尔兰（Geilleland）研究团队开发的过渡准备问卷分为青少年版、父母版、医疗专业人员版 3 个版本，可更加全面地评估青少年慢性病患者的整体过渡情况，因而逐渐被推广应用。另外，由费里斯（Ferris）等编制的患者自我报告的医疗过渡准备问卷根据不同阶段分为儿科住院的青少年患者、已过渡到成人科室的年轻成人及儿科住院青少年患者父母 3 个版本，问卷内容包括与医疗专业人员沟通、疾病知识、自我管理等，量表总 Coronbach's α 系数为 0.80。

（二）普适性评估工具和特异性评估工具

目前青少年慢性病患者普适性评估工具和特异性评估工具以量表/问卷为主，随着青少年慢性病患者过渡期评估研究的不断规范化、标准化，过渡期清

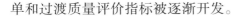

单和过渡质量评价指标被逐渐开发。

1. 普适性评估量表

（1）过渡期准备评估问卷（Transition Readiness Assessment Questionnaire，TRAQ）是目前应用最广泛的普适性过渡期准备问卷，用于测量 14~26 岁慢性疾病患者从儿科向成人过渡保健准备的准备情况。该问卷由萨维茨基（Sawicki）研究团队于 2011 年编制而成，包含自我管理、自我倡导 2 个维度，共 29 条目，采用 Likert 5 级评分，总分范围为 29~145 分。2014 年，该研究团队对问卷进行优化及修订，修订后问卷由药物管理、医疗预约、健康问题追踪、与医疗专业人员沟通和日常活动管理 5 个维度 20 条目组成。问卷得分越高，表示过渡准备程度及完成过渡任务的能力越强。该问卷 Coronbach's α 系数为 0.94，内容效度为 0.93，具有良好的信效度。

（2）北卡罗莱纳大学过渡量表（University of North Carolina TRxANSITION Scale，UNC TRx ANSITION Scale），该量表由美国费里斯（Ferris）等于 2012 年依据《2001 年科学研究院报告》和自我决定理论编制而成，主要测量青少年慢性病患者过渡期知识和自我管理技能的掌握程度，由医疗专业人员根据患者回答和电子健康记录填写，不依赖于自我报告，因而适用于纵向追踪慢性病青少年的过渡情况。该量表含健康状况、药物知识、依从性、营养、自我管理能力、生殖问题、学校 / 工作规划、保险、获得支持和寻找新的医疗专业人员等 10 个维度，共 32 条目，但量表计分方式较为复杂，且不同分组年龄段对应不同的评分标准，因而测评者在评估前需要接受培训。

（3）自我管理和过渡准备问卷（Self–management and Transition to Adulthood with Rx=treatment，the STARx Questionnaire）是 2015 年费里斯等在 UNCTRxANSITION 的基础上修订而成，中文版 STARs 由马佳莉等汉化，包括 4 个维度，分别是药物管理、健康参与、疾病知识和医患沟通，共 18 个条目，采用 Likert 5 级评分法，若青少年慢性病患者目前不服药，则药物管理维度的

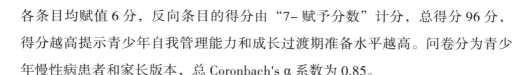

各条目均赋值 6 分，反向条目的得分由 "7- 赋予分数" 计分，总得分 96 分，得分越高提示青少年自我管理能力和成长过渡期准备水平越高。问卷分为青少年慢性病患者和家长版本，总 Coronbach's α 系数为 0.85。

（4）青少年过渡期准备自评量表，由我国学者黄静于 2021 年编制，量表包含 6 个维度，分别是疾病知识、就诊复查、药物管理、健康情况回溯、医 / 护患沟通和自我管理效能，共计 21 条目。量表总 Coronbach's α 系数为 0.82，具有良好的信效度。

（5）过渡检查表由加拿大多伦多大学儿童医院开展 "Good2Go" 过渡项目时开发而来，分为青少年版、父母版 2 个版本。青少年版包括 26 个条目。第 1~22 条目主要评估青少年自我管理的情况，第 23~26 条目主要评估社会支持与社会参与程度。目前该问卷尚未被引进国内，法语版问卷 Coronbach's α 系数为 0.72~0.85。

2. 特异性慢性病过渡期准备评估工具

随着研究的不断深入，特异性测量工具逐渐被开发，以更敏锐准确地测量反映不同疾病状态下青少年或青年过渡期的准备情况。

（1）过渡期准备度清单（Transition Readiness Inventory，TRI）和医疗保健过渡结果清单（Health Care Transition Outcomes Inventory，HCTOI）。其中，TRI 是由施瓦茨（Schwartz）等于 2017 年以社会生态模型为理论框架，以患者报告结局测量信息系统为标准开发而成，用于测量青少年癌症患者的过渡期准备度。TRI 由知识、技能、信仰、目标、关系、情感 6 个维度组成，分为青少年版和父母版 2 个版本，分别包含 81 条目和 85 条目。大部分条目采用 Likert 5 级评分，部分条目采用频率 Likert 评分和开放式回答。TRI 可更全面地评估癌症青少年过渡期准备情况，但该清单仍需进一步做信度和效度的分析，此外，该清单具有疾病特异性，限制了它在其他疾病中的应用。

（2）肾移植青少年过渡准备问卷是吉莉安（Gillelan）等于 2011 年开发，

适用于评估 15~21 岁的肾移植患者的过渡准备、医疗保健行为和家庭参与医疗保健情况。该问卷共 22 个条目，包含青少年责任 10 个条目，家庭参与 10 个条目，以及 2 个整体过渡准备评估条目，其中这 2 个条目得分范围为 2~8 分。RTQ-teen 和 RTQ-parent 问卷采用 Likert 4 级评分法。青少年责任的增加和父母参与的减少表明过渡准备增加，整体过渡准备度分数越高在医疗保健上转移的准备度越好。RTQ 具有良好的内部一致性、内部评分信度和结构信度。2015 年，吉尔兰（Gilleland）等设计了医疗专业人员版本（RTQ-Provider），由医疗专业人员对患者整体过渡准备、对医疗服务行为承担的责任以及家庭参与医疗服务情况做出评价。

（3）癫痫青少年至成人过渡期准备评估问卷（Epilepsy Transition Readiness Assessment Questionnaire，EpiTRAQ）由美国密西根大学克拉克（Clark）等研究团队开发而来，适用于 16~26 岁癫痫青少年，包括用药管理、预约、健康问题追踪、医患交流、日常生活管理、女性患者共 6 个维度，35 个条目在此基础上增加了 15 个条目，其中 13 个条目针对所有患者，2 个条目专门针对女性患者（您能描述癫痫发作如何影响您的生育能力吗？如果您怀孕了，您能解释癫痫发作如何影响您的妊娠吗？）。问卷采用 Likert 5 级评分法，得分范围为 35~175 分，医疗专业人员可依据问卷得分帮助青少年癫痫患者及其家庭应对过渡期挑战。中文版问卷由我国学者崔璀汉化，问卷总 Cronbach's α 系数为 0.92，重测信度为 0.92，具有良好的信效度。

（4）人类免疫缺陷病毒（Human Immunideficiency Virus，HIV）/ 艾滋病（Acquired Immunodeficiency Syndrome，AIDS）青少年过渡准备量表（HIV Adolescent Readiness for Transition Scale，HARTS）量表由扎诺尼（Zanoni）等于 2021 年编制，由信息披露、健康导航、自我倡导、健康素养 4 维度，共 16 条目构成，采用 Likert 5 级评分，从"没有"到"总是如此"分别赋值 1~5 分，各维度得分越高，代表 HIV/AIDS 青少年对该干预措施的需求越高。"信息披露"

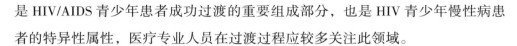

是 HIV/AIDS 青少年患者成功过渡的重要组成部分，也是 HIV 青少年慢性病患者的特异性属性，医疗专业人员在过渡过程应较多关注此领域。

（5）"OnTRAck" 过渡准备评估问卷由哈里发（Khalifah）等于 2022 年开发，用于青少年糖尿病诊所测量过渡准备程度，分为青少年版本、父母版本和医疗人员版本，其中青少年和父母版本包含自我效能、自主性和支持及成熟 3 个维度，共 24 条目，医疗专业人员版本由 3 个条目组成。该问卷作为多维的评估工具，可全面评估糖尿病青少年患者的过渡期准备情况，但尚未进行汉化。

（6）其他特异性工具。随着青少年慢性病患者过渡期准备的深入，针对特定疾病的过渡期准备评估量表也不断涌现，目前已有囊性纤维化青少年患者、镰状细胞疾病青少年患者过渡期准备度评估量表。

三、青少年慢性病患者至成人过渡期评估工具的开发进展

随着越来越多学者关注青少年慢性病患者至成人过渡期，越来越多的过渡期评估工具和评估指标被逐渐开发和应用。

（一）移植青少年慢性病患者至成人过渡期评估工具

目前全球学者对器官移植青少年慢性病患者的研究集中在肾移植、肝移植 2 种术式，肾移植青少年患者过渡期准备度的主要评估工具为肾移植青少年过渡准备问卷评估，国内暂时尚无青少年肝移植受者过渡期的评估工具，弗雷德里克斯（Fredericks）等开发了过渡期准备调查表，用于评估 11~20 岁青少年肝移植受者的过渡期准备情况，未来我国学者可借鉴相关研究，引进或自行研制肝移植术后青少年受者过渡评估工具。除特异性移植青少年准备度评估工具外，移植青少年需终身服用抗排异反应药物，鉴于其药物治疗方案的复杂性，药物依从性问卷也是评估过渡期准备度的工具之一。

（二）癌症青少年慢性病患者至成人过渡期准备评估工具

青少年期是从儿童向成人阶段过渡的关键时期，且该年龄段的癌症患者生

存率远低于儿童和成年癌症患者，因此青少年和青年癌症患者面临更多挑战，其过渡期准备的评估至关重要。研究显示，癌症青少年幸存者的前2位挑战分别是身体挑战和心理挑战，医疗人员应着重评估癌症青少年患者的独特需求，尤其是心理社会需求。目前癌症青少年慢性病患者的评估除过渡期准备度清单外，有学者依据癌症青少年幸存者的疾病特点，同时应用癌症担忧量表、情绪困扰量表等心理社会测评工具。因此，医疗专业人员应注重全面评估癌症青少年患者过渡期准备情况。

（三）神经系统青少年慢性病患者至成人过渡期准备评估工具

神经系统青少年慢性病患者过渡期准备因慢性健康状况的类型而有很大差异，尤其是有特殊医疗保健需求的青少年需增加医疗保健过渡服务。除针对青少年癫痫患者目前已有特异性的量表评估，对于出现运动功能障碍、神经认知功能障碍的青少年患者，还需选择不同的过渡期评估工具，如 MMSE、MoCA等神经心理学测试量表。此外，青少年癫痫患者的过渡评估亟需理论框架的指导，支出医疗费用也是过渡期准备的评估要点之一。总体来看，神经系统青少年慢性病患者过渡期评估因其疾病特点而较为复杂，过渡期准备评估域也较多，需医疗专业人员更多关注。

（四）糖尿病青少年慢性病患者至成人过渡期评估

内分泌系统的青少年慢性病患者主要包含糖尿病青少年人群，也涉及部分罕见内分泌疾病青少年患者。全球糖尿病青少年患病人数迅速攀升，医疗过渡期是糖尿病青少年患者血糖控制不佳、发生并发症的高风险时期，及时关注糖尿病青少年医疗过渡期的准备情况对于调整干预策略至关重要。目前，针对糖尿病青少年向成人过渡期准备度的特异性测评工具正在逐渐开发，"OnTRAck"过渡准备问卷尚未大范围推广应用，因此，主要的测评指标包括糖化血红蛋白、体质量、自我管理、依从性、生活质量等指标。此外，糖尿病生活质量量表青年版、简版青年人糖尿病生活质量量表等评估糖尿病青少年患者生活质量的工具也侧面反映医疗过渡期的准备情况，同时有学者建议使用过渡检查表来发现实际技能和沟通方面的缺陷。

（五）系统性红斑狼疮青少年慢性病患者至成人过渡准备评估

风湿免疫系统的青少年慢性病患者至成人过渡护理的重要性日益加深，其典型疾病是系统性红斑狼疮（Systemic Lupus Erythematosus，SLE）。青少年SLE 占 SLE 总数的 15%~20%。相较于成人 SLE，青少年 SLE 更具侵袭性和疾病活动性，更易累及心、肾、脑等重要器官系统，此外，风湿免疫系统的青少年慢性病患者面临外貌改变及长期服用药物的挑战，亟需特异性的过渡期准备措施。研究显示，SLE 青少年慢性病患者至成人过渡期转移后的第三阶段研究不足，未来该领域的准备度评估研究应考虑评估青少年慢性病患者的发展轨迹以及过渡准备的社会生态模型，以及护理人员和提供者之间的相互作用。然而目前尚未见特异性的过渡期准备评估工具，多数研究团队使用普适性过渡准备问卷评估青少年患者过渡期准备度，评估结果显示，风湿免疫疾病青少年患者出院后医疗保健利用率较低，主要表现为药物使用减少和风湿病随访缺失，因此，该人群过渡期准备评估应格外注重长期依从性，可考虑针对过渡期准备进行纵向评估。

（六）HIV/AIDS 青少年慢性病患者至成人过渡期评估

HIV/AIDS 青少年感染人数逐年攀升，且随着抗逆转录病毒疗法的引进，大多数 HIV/AIDS 青少年群体可存活到成年期。鉴于 HIV/AIDS 已转变为终身慢性疾病之一，青少年感染者需要从儿科医疗保健过渡到成人医疗保健，目前HIV/AIDS 青少年慢性病患者至成人过渡期评估多采用特异性评估量表。同时，也有学者通过基于实践的技能展示评估 HIV 青少年患者的自我管理技能。关于评估指标，除量表评估结果外，也有研究纳入客观指标，使用免疫抑制剂依从性、免疫抑制剂血液水平超出目标范围的比例和就诊人数来衡量依从性，客观健康指标如肝脏检查、活组织检查、排斥反应和住院治疗也被用于评估过渡期准备情况。客观指标可更准确、灵敏地反映 HIV 青少年患者过渡期准备情况，因此被广泛提倡。

四、医疗过渡期准备评估工具开发的启示和展望

过渡期准备度评估是青少年慢性病患者至成人过渡期干预的关键环节，整体而言，目前青少年慢性病患者过渡期准备的评估工具仍在不断发展和完善。有学者依据青少年和青年过渡准备扩展社会生态模型比对现有的过渡期准备度评估工具，将评估工具的项目映射到知识、技能／自我效能、关系／沟通、社会心理／情感、发展成熟度、信念／期望、目标／动机 7 个域，结果显示，现有的过渡期准备评估工具存在不完整测量的普遍问题，未来的青少年慢性病患者过渡期准备评估工具开发应逐渐完善，并具备以下特征。

（一）多角度

青少年慢性病患者过渡期涉及到青少年、父母、医疗专业人员等多方利益攸关者，提示过渡期评估需要从多角度展开。目前成熟的量表如自我管理和过渡准备问卷分为青少年版和父母版。同时，越来越多的照顾者、医疗专业人员视角的评估工具被开发。德赛（Desai）等研究开发了儿童从医院到家庭的照顾者过渡体验量表，包含过渡准备和过渡支持 2 个维度。此外，医疗专业人员作为青少年慢性病患者过渡期的重要参与方，也需具备一系列技能以及时、准确地为青少年慢性病患者提供过渡措施。医疗专业人员与青少年慢性病患者过渡期相关的核心维度包括生物社会心理发展和整体护理、认同青少年独特性、动态发展的过渡期护理、健康教育赋能青少年以及跨学科协作。然而，目前的医疗专业人员版的过渡期准备评估工具大多以医疗专业人员视角评估青少年慢性病患者过渡期准备度，未来还需要开发针对医疗专业人员的青少年慢性病患者过渡期准备工具。

（二）多维度

青少年慢性病患者过渡期准备评估是多面、动态发展的过程，涉及心理、自我管理、社会支持等多方面因素。研究显示，青少年慢性病患者的成功过渡需从社会、心理、行为、教育、职业、健康、伦理和公民8个方面评估。因此，未来的评估工具需在现有量表上补充其他维度，以便更全面评估青少年慢性病患者过渡期准备。此外，现有评估工具主要测量主观准备情况，然而客观指标的重要性也不可能忽视，因此主观结合客观的多维度的青少年慢性病患者过渡期准备评估模式是非常有必要的。总体来看，今后我国学者应多关注国外的过渡期准备量表，在翻译引入的基础上不断探究适合的多维度评估工具。

（三）共性和个性

不同群体的青少年慢性病患者过渡需求存在共性和个性，共性需求如自我管理技能、疾病知识等，个性需求也需依据青少年慢性病患者的生理、心理和社会特征开展。而目前普适性量表评估较多，特异性测评工具仍在不断开发中，聚焦于过渡期相关评估工具的翻译与开发，因此，应结合我国实际情况开发特异性的测评工具。此外，相应的理论模型可应用于分层评估工具的开发，如Triangle模型。

（四）多年龄段

尽管目前针对青少年过渡期的年龄界定尚未达成共识，但鉴于其年龄跨度较大，而不同年龄段的青少年的生理、心理和社会特征差异较大，因此医疗过渡期准备度评估建议细分年龄段。

此外，研究显示，即使过渡至成人医疗机构，一部分青少年群体心理年龄仍未实现成功过渡，因此有学者建议依据青少年发展状况而非以实际生理年龄为准。目前推荐在青少年慢性病患者过渡期中实施纵向评估以跟踪过渡准备，可为实践提供有关最需要过渡指导的领域的信息。

（高雅靖）

医疗过渡期信息辅助平台的应用

一、概述

信息化是新时代的重点发展方向，其在各领域的渗透和革新已成为必然趋势。发展信息化医疗是医疗行业目前最迫切的需求。随着"互联网＋"医疗服务模式的兴起，各种信息化平台被应用到慢性病患者的医疗和照护管理中，医疗信息辅助平台是一种提供支持医疗服务信息管理和协助医疗决策的平台，旨在通过整合和分析医疗服务相关数据，提供更好的患者护理、决策制订和医疗资源管理。医疗信息辅助平台从最开始的计算机网络到现在的移动应用程序，其可以降低信息沟通成本、减少就医时间、减轻经济负担，从空间维度上助力了优质医疗资源下沉，近年来受到了慢性病研究学者的广泛关注和探索。

关于青少年慢性病患者至成人医疗过渡期信息平台的应用，在国外起源于各种学术研究，从开始的短信、邮件、电话等，逐渐发展到现在成熟的综合性服务平台。而我国的儿童至成人过渡期服务研究与实践尚处于初期阶段，暂还未见推广用于青少年慢性病患者至成人过渡期服务的信息辅助平台。青少年对信息技术产品有强烈的偏好，他们更有可能接受信息医疗模式，因此，构建青少年慢性病患者至成人过渡期信息辅助平台值得探索。

（一）青少年慢性病患者过渡期信息辅助平台的特点

青少年慢性病患者至成人过渡期信息辅助平台在设计和功能上应具独特的要求和特点，这些特点需满足青少年慢性病患者及其医疗团队的特殊需求，最终提高过渡期服务的效率、质量和患者满意度。

1. 多学科信息整合 青少年慢性病患者至成人医疗过渡服务需要多学科合

作，包括专科医生、专科护士、社会工作者、心理医生等。平台整合多学科信息使得各个专业领域的医疗信息在同一平台上共享，这有助于实现更高效的医疗团队合作，确保信息及时传递和全面考虑青少年慢性病患者和家庭照顾者的需求。

2. 个性化健康档案　青少年慢性病患者因其独特的生理、心理和社会需求，需要一个个性化的健康档案，平台应允许青少年慢性病患者建立并维护个性化的健康档案，包括慢性病的详细信息、过渡期计划、药物管理方案等，这有助于医疗团队更全面地了解患者，为其提供定制的医疗服务。

3. 适龄化的界面设计　用户界面应是青少年友好的，设计应简洁、现代，使用适合青少年的视觉元素和语言，以增加吸引力。此外，可提供多年龄段的界面，以适应他们年龄增长变化的需求。

4. 教育和支持资源　青少年慢性病患者及其家庭在过渡期需要大量的教育和支持，以便更好地理解疾病和自我管理，提供包括文字、图形、视频等形式的丰富教育资料，以及在线支持小组和专家问答，有助于提高青少年慢性病患者和家庭照顾者的健康素养，加强对过渡期的适应能力。

5. 实时沟通和提醒功能　由于青少年慢性病患者的治疗可能需要密切监测和调整，及时沟通和提醒对于医疗团队和患者都至关重要。实时沟通工具使医疗团队能直接与患者进行交流，提醒功能可以帮助患者记得用药时间、复诊和其他重要事项。

6. 心理社会支持和社交互动　青少年阶段的患者面临心理、社会挑战，需要额外的心理支持和社交互动。整合心理健康支持，提供心理医生的在线咨询、与支持小组及同龄人的社交互动，有助于患者形成积极的健康心理。

7. 医疗体系导航和转诊协调　青少年慢性病患者至成人医疗过渡期伴随着医疗体系向成人医疗转变，需要导航服务和转诊协调，提供过渡导航工具，协助患者理解医疗体系的变化，并协调转诊过程，以确保患者顺利过渡到成人医

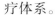

疗体系。

8.隐私和安全保障　由于涉及个人健康信息，青少年慢性病患者和家庭照顾者对隐私和安全非常敏感，采用严格的隐私保护措施，确保患者个人健康信息得到妥善处理。提供用户权限控制，以保障信息的安全性。

（二）青少年慢性病患者过渡期信息辅助平台技术支持的特点

青少年慢性病患者至成人医疗过渡期信息辅助平台的建立需要运用多种技术支持，以确保平台能有效地服务于特定用户群体。关键技术支持包括以下几个方面。

1.用户界面和用户体验设计　为了确保平台对青少年友好、具有吸引力且易于使用，需要专注高质量的用户界面（User Interface，UI）/用户体验（User Experience，UX）设计。青少年通常更倾向于视觉吸引力强、操作直观的界面，这包括对色彩、布局、字体和图像的精心选择，并确保界面可在不同设备上访问。

2.移动应用和网页开发技术　考虑到青少年频繁使用智能手机和其他移动设备，有必要开发跨平台的移动应用和网页应用，使用HTML5、CSS3、JavaScript等现代网页技术和移动应用开发框架（如React Native、Flutter等）来构建跨平台兼容的应用，以确保平台无论在何种设备上都能流畅运行。

3.数据库管理和数据加密技术　为了存储和管理用户数据、健康记录和其他相关信息，需要一个强大且安全的数据库管理系统，常用的系统包括MySQL、PostgreSQL或MongoDB等。由于涉及敏感的健康信息，平台应使用高级的加密技术来保护数据安全传输。

4.云计算和存储解决方案　云服务提供可扩展性、高可用性和灵活的数据存储选项，这对于处理大量用户数据和提供稳定服务非常重要。

5.应用程序编程接口集成　应用程序编程接口（Application Programming Interface，API）集成外部服务（如电子健康记录系统、在线预约服务等），对于提供全面的医疗信息服务至关重要。

6. 人工智能　人工智能（Artificial Intelligence，AI）可以用于个性化健康建议、用户行为分析和优化服务推荐，从而提供更加定制化的用户体验。

7. 推送通知系统　集成推送通知功能，可及时向用户发送重要信息，如药物提醒、预约通知等，推送通知是与用户进行及时交流的有效方式。

8. 数据可视化工具　使用图表和其他可视化工具可以帮助青少年更直观地理解他们的健康数据，促进更好地自我管理。

9. 无障碍技术　考虑到用户群体中可能有特殊需要的个体，无障碍技术能确保残障人士等特殊用户访问，技术包括屏幕阅读器兼容性、文字放大和语音控制等。

二、青少年慢性病患者至成人医疗过渡期信息辅助平台的应用案例

（一）综合性过渡期信息辅助平台

1. Got Transition（https：//www.gottransition.org）　该信息平台是美国国家医疗过渡资源中心网站，由美国小儿学会、美国小儿医学研究基金、美国小儿科医学委员会等机构合作创建。致力于改善从儿科至成人医疗保健的过渡。它为医疗专业人员、青少年及其家庭提供资源。其包括：①医疗保健过渡的六大核心要素，六大核心要素定义了结构化过渡过程的基本结构要素，该平台使用的医疗过渡六个核心要素为 2020 年编制更新的 3.0 版本，包括政策/指南、跟踪和监测、过渡准备、计划转移、转移执行和完成过渡，每个核心要素界面提供了相应可用工具。根据临床实践，平台还提供了三套包含六个核心要素的不同过渡形式的工具包供医疗专业人员下载使用。②向青少年、家庭照顾者提供资源和工具，包括医疗保健过渡评估和常见问题，以帮助青少年及其家庭照顾者评估过渡准备情况，并提供有关过渡过程的指导。③可定制的工具和研究资源：平台提供各种与过渡相关的工具、资源、出版物和网站，并进行分类以便于访问。④咨询服务和教育计划：提供咨询服务并组织教育计划，包括在线继续医学教

育计划以及与其他组织的合作，这些教育计划旨在提高医疗卫生保健提供者和其他参与过渡过程的人员的知识和技能。⑤关注特殊人群：该平台满足特殊人群(包括智力和发育障碍青少年)的需求，并为这些群体提供特定的资源和支持。⑥定期更新信息：用户可通过平台了解与医疗保健转型相关的最新进展、新闻和公告，包括新的研究成果、政策更新和教育机会。

2. Transition Discovery（www.transitiondiscoveries.org） Transition Discovery 是美国社区生活管理局、卫生与公众服务部等部门资助的一个项目，隶属于社会非营利组织。项目致力于在过渡阶段为残疾年轻人、他们的家人和专业人士提供支持，网站作为该项目的一部分而创建。该网站提供有关各种过渡主题的丰富资源和信息，例如过渡规划、青少年发展、家庭参与等。它强调了社区协作在成功过渡中的重要性。该网站还为青少年、家庭和专业人士提供工具、技巧和资源，以加强他们的过渡规划和执行。该网站需创建一个免费账户才能获得相应资源并开始探索之旅。探索之旅是一系列帮助青少年探索未来可能性的活动和冒险，当他们探索旅程时，了解到关于自己的事情会在他们的探索板上分享，同时还可以获得探索币，用来在探索商店购买东西。

3. Children's Hospital of Philadelphia（CHOP）Transition Program（www.chop.edu/centers-programs/transition-adulthood-services） 费城儿童医院（Children's Hospital of Philadelphia，CHOP）过渡项目的信息平台依托于CHOP网站建立，该计划帮助有特殊医疗保健需求和残疾的青少年过渡到成年。它涵盖医疗保健准备、教育、就业、社交技能等各个方面。平台提供服务包括：①针对青少年慢性病患者的 REACH（Rapport、Empowerment、Advocacy、through Connections and Health）计划：即通过与青少年慢性病患者及其父母联系与建立融洽关系、赋权、宣传，以提供同伴支持、指导和资源，为有特殊医疗保健需求的青少年做好成功过渡到成年的准备。②针对慢性病患者的职业道路计划（Career Path Program，CPP）：CPP 提供职业准备评估、职业咨询以及职业规划、面试技巧/简历写作、技能培训实习、求职策略和技巧等。③针对医疗保健过渡的成人护理和过渡团队（Adult Care and Transition Team，ACTT）：ACTT是一项跨学科咨询服务，可帮助青少年过渡到成人医疗保健。④新泽西州成人协调护理过渡计划（New Jersey Transition to Adult Coordinated Care Program，NJTACCP）：NJTACC帮助患有智力和发育障碍的青少年成功过渡到成年，包括护理协调、家庭和社区规划、职业治疗评估和康复治疗、精神病学远程医疗。

4. Transitioning to Adult Care-SickKids（Toronto）（www.sickkids. ca） Transitioning to Adult Care-SickKids（Toronto）是由多伦多儿童医院提供的一项计划，该计划的信息平台依托于医院网站建立，从医院网站的"患者和访客"可导航到"过渡到成人护理"。该信息平台提供过渡到成人医疗保健系统相关的支持、工具和资源，包括申请协助和可用资源信息。医院临床团队是青少年和家庭将健康保健转移到成人服务的主要联络人，团队配备了各种专职医疗专业人员，如社会工作者、心理学家、物理治疗师等。该计划强调沟通策略，例如"3句话总结我的健康"，其是鼓励青少年在准备过渡时使用的实用方法之一，可以教会患者如何有效地总结并向医疗卫生保健提供者传达他们的健康史和需求。

5. Op Eigen Legen（https：//www.opeigenbenen.nu/） Op Eigen Legen项目旨在支持荷兰青少年慢性病患者向成人医疗保健系统过渡，是由荷兰鹿特丹应用科学大学的医疗保健创新知识中心医疗保健研究小组创建。该项目的网站为这些青少年慢性病患者、青少年患者的父母/监护人和医疗专业人员提供了宝贵的信息和资源，包括自我管理、医疗保健过渡、人际关系、教育、工作等。网站中提供了过渡工具包供下载使用，工具按照可使用的时间段分为过渡前、过渡中、过渡后。此外，还有在整个过渡过程中使用的工具，例如过渡期协调员使用的过渡协议、个人过渡计划等。该网站还提供了比较有特色的过渡资源，

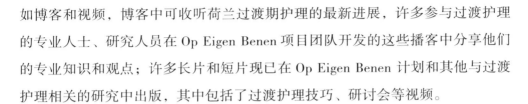

如博客和视频，博客中可收听荷兰过渡期护理的最新进展，许多参与过渡护理的专业人士、研究人员在 Op Eigen Benen 项目团队开发的这些播客中分享他们的专业知识和观点；许多长片和短片现已在 Op Eigen Benen 计划和其他与过渡护理相关的研究中出版，其中包括了过渡护理技巧、研讨会等视频。

6. Ready Steady Go（https：//www.readysteadygo.net/）　Ready Steady Go 计划是 TIER（Transition & Patient Empowerment Innovation，Education and Research Collaboration）网络的一部分，TIER 是医疗专业人员的国际合作组织，致力于患者赋权、教育和研究。Ready Steady Go 计划是该组织的一项综合性计划，旨在帮助青少年管理自己的健康状况、推广最佳实践证据和共享资源，帮助患者及其家人获得知识和技能，以管理他们的病情直至成年。计划涵盖多个专科疾病，包括肾脏、呼吸、外科、癫痫、风湿病和血液病。该计划关键部分是提供分年龄阶段的过渡计划指南，其为每个年龄阶段青少年及其家人提供相应过渡计划工具。该网站中还提供了丰富的教育资源，包括：①常见问题与解答：回答有关过渡的常见问题，解决患者及医疗专业人员的疑惑。②各种研讨会教育日信息。③提供网络资源链接，这些链接资源涵盖广泛的主题，包括自我倡导、健康的生活方式、情绪健康和日常生活建议。另外，该项目强调患者共享决策在医疗保健中的重要性，网站提供了共享决策的相关资源。

7. Stepping Up（https：//steppingup.ie/）　Stepping Up 计划旨在支持爱尔兰青少年慢性病患者从儿童医疗保健服务过渡到成人医疗保健服务。网站由国家儿科和新生儿临床计划组织、爱尔兰皇家内科医师学院及爱尔兰儿童健康中心合作建立。网站资源包括：①按过渡阶段提供的资源：从思考过渡阶段、过渡准备阶段及过渡转移阶段分别提供重要提示信息，以帮助顺利度过相应阶段。②按条件划分的资源：该部分提供糖尿病、癫痫、癌症、囊性纤维化病、先天性心脏病及饮食失调的支持组织、个人故事、有用链接、诊所信息等。③常见问题：提供青少年及其家庭照顾者提出的关键问题的答案，问题包括 5 类，即关于过渡、关于医疗保健团队、关于新医院或诊所、关于预约、关于自我健康保健。④必读：包含过渡的各种资源，即有关过渡的重要信息、青少年的过渡转移故事及过渡计划清单下载。⑤资源链接：提供了过渡额外相关需求的信息和资源，包括心理健康、教育、生活方式、文化和财务等。⑥视频故事：通过视频的形式分享青少年慢性病患者过渡转移中的一些故事，聆听这些故事将会有助于青少年慢性病患者过渡转移。

8. Trapeze（http：//www.trapeze.org.au/） Trapeze 计划专注于帮助青少年慢性病患者从儿科医疗服务过渡到成人医疗服务，专为该计划建立的网站与澳大利亚悉尼儿童医院网络平台整合，与悉尼儿童医院网络青年委员会和慢性病同伴支持计划密切合作，能确保服务满足青少年慢性病患者的需求。该计划团队由医疗、护理和专职医疗人员组成，他们与青少年慢性病患者合作，培养青少年患者管理慢性病的技能，提供护理协调，帮助他们适应成人医疗保健系统。该计划网站提供促进平稳过渡的各种资源，包括针对青少年、临床医生和家庭照顾者的清单、寻找优秀全科医生的指南及为过渡做准备的建议，并提供丰富的教育资源供学习及下载，包括疾病、教育、就业、精神健康等相关网络链接资源。

（二）专科疾病过渡期信息平台

1. Child Neurology Foundation（www.childneurologyfoundation.org） 该信息平台由美国儿童神经病学基金会建立，其致力于支持患有神经系统疾病的青少年过渡到成人医疗保健，为医疗专业人员、青少年及其家庭提供资源、工具和指导，以应对过渡期。该网站提供的服务包括 3 个：①神经系统疾病知识学习：可直接搜索神经疾病名称，了解有关治疗、预后和研究等信息。②提供资源及过渡工具：为青少年、护理人员、临床医生、研究人员及协助人员提供各种资源及工具，其能与癫痫相关的专业网站和社会支持组织网站直接链接以获得相应资源。如为青少年提供"儿童神经科医生新就诊"工具包，该工具包可以记录追踪青少年患者的病情，为诊疗及护理提供依据；为医生提供"预防癫痫死亡"工具包，其包含一系列降低癫痫死亡风险的措施。③新闻动态：包含神经疾病相关的诊疗、指南、政策、活动、人物故事等。该平台强调早期全面规划、护理团队之间的协作以及青少年赋权的重要性，以确保成功转向成人护理。

2. CF RISE（https://www.cfrise.com/）　CF RISE 计划代表责任、独立、自我保健、教育，是一项综合性计划，旨在支持患有囊性纤维化（Cystic Fibrosis，CF）的青少年从儿科医疗服务过渡到成人医疗服务。由美国各地 CF 医疗卫生保健提供者和专家组成的 CF 过渡咨询委员会（Transition Advisory Committee，TAC）帮助指导 CF RISE 计划网站的开发和推出。网站主要资源包括：①为什么要过渡：这里讨论了 CF 患者从儿科医疗保健过渡到成人医疗保健的重要性，强调了这一过程的挑战和好处。② CF 里程碑：CF RISE 制订了一个时间表，推荐 CF 患者及其父母或支持人员在孩子成长过程中实现与 CF 相关的里程碑，从 6~25 岁，共划分了早期学校（6~9 岁）、中小学晚期（10~12 岁）、高中早期（13~15 岁）、高中晚期（16~18 岁）及成年早期（18~25 岁）五个阶段，在每个阶段均列出了相应阶段的疾病治疗、护理及生活管理等教育资源。③工具和资源：用户可以访问各种工具与资源，例如知识评估、职责清单，并提供有关 CF 疾病及其护理的相关资源。

3.Autism Speaks（www.autismspeaks.org）　孤独症（又称"自闭症"）之声是一个致力于为孤独症患者一生创造一个更具包容性世界的组织，该组织专注于宣传、服务、支持、研究、创新和改善孤独症患者及其家庭的护理。该组织创建的网站提供了丰富的资源和信息来帮助孤独症患者及其家庭，网站主题类别之一为"向成年过渡"，其提供过渡工具包，包括自我技能评估、法律问题、住房和就业选择等。另外，还提供一系列详细的计划，包括实现有意义的就业计划、自我赋权计划、高等教育过渡计划等。

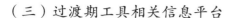

（三）过渡期工具相关信息平台

1. UNC STARx Program（www.med.unc.edu/transition/） UNC STARx Program 是美国北卡罗来纳大学教堂山分校的研究项目之一，该平台信息详细介绍了过渡期自我管理和过渡准备问卷（Self-management and Transition to Adulthood with Rx=treatment，the STARx Questionnaire）的开发过程，并提供该问卷的免费下载功能。该平台还为青少年慢性病患者及家长提供一些健康教育知识，但缺乏系统的关于过渡期服务的教育资源。

2. TRAQ（www.etsu.edu/com/pediatrics/traq/） 该信息平台依托东田纳西州立大学的官方网站（www.etsu.edu），其主要介绍了过渡期准备评估问卷（Transition Readiness Assessment Questionnaire，TRAQ）的编制与改进历程，提供不同语言版本的 TRAQ 问卷学习与下载功能，并详细介绍了如何使用该问卷。

三、医疗过渡期信息辅助平台开发的挑战与展望

（一）医疗过渡期信息辅助平台开发的挑战

目前，我国的医疗信息辅助平台以医疗为主，国家"十四五"卫生信息化规划提出加强医疗卫生信息基础设施建设，其主要侧重于建设智慧医院、增强数据安全，而不是预防保健服务。另外，我国青少年慢性病患者至成人医疗过渡期服务的关注处于初期探索阶段，相关信息平台的建立可能是相关服务的远期目标。以上可能是我们目前没有相关信息辅助平台最主要原因。然而，关于平台的使用和推广，还存在较多挑战，例如：①数字鸿沟：部分人群可能由于缺乏数字素养、没有互联网访问或使用数字设备的能力，而无法充分利用健康信息平台。②平台资源匮乏，缺乏吸引力：开发和维护全面且丰富的医疗信息辅助平台需要大量资金、人力参与，对于一些医疗机构或组织，这可能是一大难题。③使用者对隐私和安全担忧：许多患者担心在健康信息平台上共享个人健康数据可能导致隐私泄露或数据安全问题，而我国现在亦缺乏相关管理制度、

法律法规来规范数据安全性问题。④医疗专业人员的支持不足：如果医疗专业人员没有积极参与和支持患者使用健康信息平台，患者可能感到缺乏信任，进而降低他们使用平台的意愿。尤其是较为年长的医疗专业人员，他们不习惯使用互联网信息技术，导致在这一群体中推广信息平台使用受阻。⑤缺乏个性化体验：若信息平台未能提供个性化的体验，满足个体的需求和偏好，可能导致使用者失去对平台的兴趣。⑥不同文化和语言差异的需要：我国地广人多，文化和语言多样，平台的设计很难满足不同文化和语言的需求。

（二）医疗过渡期信息辅助平台开发的展望

1. 呼吁政府的高度重视，促进过渡期信息辅助平台的建立与推广　青少年慢性病患者至成人医疗过渡期信息辅助平台的建立不仅需要大量的资金支持，还需要公立医疗服务机构、医学专业组织、信息技术团队等各个团队的相互配合，以及卫生政策的支持。因此，需要我国政府高度重视，从政策上进行引导，在资金上加大投入，为我国过渡期信息辅助平台的建立与推广创建良好的环境。

2. 健全青少年慢性病患者健康服务信息化平台的管理规范　信息平台系统的开发，需要遵循一系列的数据标准，使信息可以在多种系统中传递。如果缺乏相关的标准，开发的系统只是孤立的系统，无法与其他医疗系统兼容。因此，应该制定统一标准，使信息平台系统与现有医疗系统能够进行数据传递和交换，增加临床可用性及持续性，让医疗专业人员引导青少年慢性病患者获取合适的健康信息，增强服务效果。建立并完善平台安全制度，如规定定期自查计算机安全、系统安全、设立和维护防火墙等，以确保数据的安全。逐渐完善信息系统管理相关法律法规，制订安全管理规范、信息泄露等法律责任。保障平台信息安全、保护个人隐私，是解决使用者接受使用健康信息服务工具的关键所在。

3. 建立青少年慢性病患者健康信息质量评价与监督机制　医疗保健信息与人的生命健康有关，平台提供信息的准确性和可靠性是使用者健康信息服务关注的重要问题。由于医学专业知识的复杂性和专业性，使用者很难判断信息的

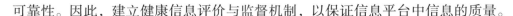

可靠性。因此，建立健康信息评价与监督机制，以保证信息平台中信息的质量。

4. 重视培养医疗专业服务人员的信息素养　近年来，随着信息化医疗的发展，各种信息辅助平台在医疗专业人员的诊疗或服务中发挥作用，但这些信息平台的建立基本是医疗专业人员与无医学背景的信息专业人员合作完成，这使得双方互有信息屏障，从而使信息平台建立过程难度增加。同时，医疗专业人员缺乏信息学背景，可能导致信息平台建立不合理，信息使用不规范，甚至带来信息安全问题。所以，应重视医疗专业人员的信息技术基本常识培养，高等医学院校需注重医学信息学人才的培养，以适应信息化医疗的需要。

5. 重视培养青少年慢性病患者的健康信息素养　诞生于信息化时代的青少年对互联网设备的使用较为熟练，这为进一步提升青少年慢性病患者的信息化素养打下了良好的基础，但青少年对于互联网的熟悉主要集中在娱乐领域（如游戏、影视和音乐等），因此，需加强信息化健康管理的宣传，一方面使他们增强信息化健康管理的意识，另一方面要让他们认识到健康信息平台使用中的安全意识与责任。

6. 未来创建过渡期信息辅助平台的思考　未来创建青少年慢性病患者至成人医疗过渡期信息辅助平台，需注重以下几个方面：①平台能为青少年慢性病患者提供诊疗和区域医疗服务：信息平台需标准化并具有集成性，确保与其他系统和工具的无缝集成，以促进各种系统之间的互操作性，以实现信息共享。患者在信息辅助平台注册、填写健康信息后，一方面信息可与相应医疗机构共享，为慢性病的随访治疗提供数据；另一方面，慢性病过渡期的管理需要多级医疗机构协作，上下级医疗机构以信息平台为基础共享信息，使上下级医疗机构能迅速完成医疗服务转介。②重视个性化需求：青少年慢性病患者疾病、生活环境等各种差异，导致他们的需求不同，因此，在开发青少年慢性病患者信息平台工具时，要对各种人群的特点、实际需求以及医疗保健行为进行全面分析，以满足各种人群的不同需求。③重视信息化平台的便捷性：符合健康管理日常习惯，确保平台具有移动端适应性，支持在各种设备上访问，这有助于医疗专业人员和患者更加灵活地管理和获取医疗健康信息。例如，针对手机使用人群，开发移动健康信息服务，融入青少年慢性病患者的日常活动，使他们能够通过移动终端管理自己的疾病。④重视信息化平台的新颖性：在信息时代背景下成长的青少年，他们接受新事物快，思想更前卫，信息平台应符合现代青少年的审美与习惯，如设计直观、用户友好的界面，以确保医疗专业人员和患者能够轻松使用平台。如融入先进的数据分析与决策支持、人工智能、自动化流程等技术。⑤融入最新信息技术：如人工智能和大数据分析，以提供更准确的诊断和预测；利用云计算和虚拟技术，以提高系统的灵活性、可靠性和可用性，其有助于降低成本，同时提供更强大的计算和存储能力。

（夏　庆）

参考文献

[1] Markwart H, Schmidt S, Thyen U, et al. Transition competence as an indicator of health outcomes related to transition[J]. Child Care Health Dev, 2024, 50(1): e13142.

[2] Klassen AF, Rosenberg-Yunger ZR, D'Agostino NM, et al. The development of scales to measure childhood cancer survivors' readiness for transition to long-term follow-up care as adults[J]. Health Expect, 2015,18(6):1941-1955.

[3] Plevinsky JM, Gumidyala AP, Fishman LN.Transition experience of young adults with inflammatory bowel diseases (IBD): a mixed methods study[J]. Child Care Health Dev, 2015, 41(5): 755-761.

[4] Van Staa A, Sattoe JN. Young adults' experiences and satisfaction with the transfer of care[J]. J Adolesc Health, 2014, 55(6): 796-803.

[5] Kennedy A, Sawyer S. Transition from pediatric to adult services: are we getting it right?[J]. Curr Opin Pediatr, 2008, 20(4): 403-409.

[6] Marchak JG, Reed-Knight B, Amaral S, et al. Providers' assessment of transition readiness among adolescent and young adult kidney transplant recipients[J]. Pediatr

Transplant, 2015, 19(8): 849-857.

[7] Ferris M, Cohen S, Haberman C, et al. Self-Management and transition readiness assessment: development, reliability, and factor structure of the STARx Questionnaire[J]. J Pediatr Nurs, 2015, 30(5): 691-699.

[8] Mulchan SS, Hinderer KA, Walsh J, et al. Feasibility and use of a transition process planning and communication tool among multiple subspecialties within a pediatric health system[J]. J Spec Pediatr Nurs, 2022, 27(1): e12355.

[9] Tsang V, Fletcher S, Jassemi S, et al. Youth, caregiver, and provider perception of the transition from pediatric to adult care for youth with chronic diseases[J]. J Dev Behav Pediatr, 2022, 43(4): 197-205.

[10] Huang JS, Cruz R, Kruth R, et al. Evaluating transition readiness: Is self-report valid as the gold standard?[J]. J Pediatr Gastroenterol Nutr, 2023, 76(3): 325-330.

[11] Bailey K, Lee S, de Los R T, et al. Quality indicators for youth transitioning to adult care: A systematic review[J]. Pediatrics, 2022,150(1): e2021055033.

[12] Sawicki GS, Lukens-Bull K, Yin X, et al. Measuring the transition readiness of youth with special healthcare needs:validation of the TRAQ--Transition Readiness Assessment Questionnaire[J]. J Pediatr Psychol, 2011, 36(2): 160-171.

[13] Wood DL, Sawicki GS, Miller MD, et al.The Transition Readiness Assessment Questionnaire (TRAQ): its factor structure,reliability, and validity[J]. Acad Pediatr, 2014,14(4): 415-422.

[14] Ferris ME, Harward DH, Bickford K, et al. A clinical tool to measure the components of health-care transition from pediatric care to adult care: the UNC TR(x)ANSITION scale[J]. Ren Fail, 2012, 34(6): 744-753.

[15] Ma J, Yu Q, Ding W, et al. Psychometric properties of the 'Self-Management and Transition to Adulthood with R(x)=Treatment Questionnaire' in Chinese children and young people with chronic diseases[J]. Int J Nurs Pract, 2021,27(2): e12880.

[16] 黄静，王佳，梁亚红，等．青少年过渡期准备自评量表的编制及信效度检验 [J]. 护理学杂志，2021, 36(17): 36-39.

[17] Mellerio H, Jacquin P, Trelles N, et al. Validation of the "Good2Go": the first French-language transition readiness questionnaire[J]. Eur J Pediatr, 2020, 179(1): 61-71.

[18] Schwartz LA, Hamilton JL, Brumley LD, et al. Development and content validation of

the transition readiness inventory item pool for adolescent and young adult survivors of childhood cancer[J]. J Pediatr Psychol, 2017, 42(9): 983-994.

[19] 崔瑾, 郑显兰, 陈文劲, 等. 癫痫青少年至成人过渡期准备评估问卷的汉化和信效度检验 [J]. 中华护理杂志, 2023, 58(8): 1017-1024.

[20] Zanoni BC, Archary M, Sibaya T, et al. Development and validation of the HIV adolescent readiness for transition scale (HARTS) in South Africa[J]. J Int AIDS Soc, 2021, 24(7): e25767.

[21] Al KR, McConnell M, Al NA, et al. Development and validation of the transition readiness assessment instrument in type 1 diabetes "On TRAck"[J]. Can J Diabetes, 2022, 46(5): 510-517.

[22] Cappelli M, MacDonald NE, McGrath PJ. Assessment of readiness to transfer to adult care for adolescents with cystic fibrosis[J]. Child Health Care, 1989,18(4): 218-224.

[23] Fredericks EM, Dore-Stites D, Well A, et al. Assessment of transition readiness skills and adherence in pediatric liver transplant recipients[J]. Pediatr Transplant, 2010, 14(8): 944-953.

[24] Fitch MI, Nicoll I, Lockwood G, et al. Adolescent and young adult perspectives on challenges and improvements to cancer survivorship care: How are we doing?[J]. J Adolesc Young Adult Oncol, 2021, 10(4): 432-442.

[25] Otth M, Wechsler P, Denzler S, et al. Determining transition readiness in Swiss childhood cancer survivors - a feasibility study[J]. BMC Cancer, 2021,21(1): 84.

[26] Casseus M, Cheng J. Variations in healthcare transition preparation among youth with chronic conditions[J]. Am J Prev Med, 2022, 62(5): e275-e283.

[27] McGovern E, Pringsheim T, Medina A, et al. Transitional care for young people with neurological disorders: A scoping review with a focus on patients with movement disorders[J]. Mov Disord, 2021, 36(6): 1316-1324.

[28] Nabbout R, Arzimanoglou A, Chin R, et al. The evaluation and costs of transition programs for youth with epilepsy[J]. Epilepsy Behav, 2019,93: 133-137.

[29] Van Alewijk L, Davidse K, Pellikaan K, et al.Transition readiness among adolescents with rare endocrine conditions[J]. Endocr Connect, 2021, 10(4): 432-446.

[30] McDonagh JE, Farre A. Transitional care in rheumatology: a review of the literature from the past 5 years[J]. Curr Rheumatol Rep, 2019, 21(10): 57.

[31] McColl J, Semalulu T, Beattie K A, et al. Transition readiness in adolescents with juvenile idiopathic arthritis and childhood-onset systemic lupus erythematosus[J]. ACR Open Rheumatol, 2021, 3(4): 260-265.

[32] South K, George M, Smaldone A. Gaps in transition readiness measurement:a comparison of instruments to a conceptual model[J]. J Transit Med, 2022, 4(1): 20220002.

[33] Desai AD, Jacob-Files E A, Lowry SJ, et al. Development of a caregiver-reported experience measure for pediatric hospital-to-home transitions[J]. Health Serv Res, 2018, 53 Suppl 1(Suppl Suppl 1): 3084-3106.

[34] Farre A, Wood V, McDonagh JE, et al. Health professionals' and managers' definitions of developmentally appropriate healthcare for young people: conceptual dimensions and embedded controversies[J]. Arch Dis Child, 2016, 101(7): 628-633.

[35] Roberts JE, Halyabar O, Petty CR, et al. Longitudinal assessment of preparation for care transition among adolescents and young adults with rheumatologic disease: a single-center pilot study[J]. Pediatr Rheumatol Online J, 2022, 20(1): 93.

[36] Huang JS, Terrones L, Tompane T, et al. Preparing adolescents with chronic disease for transition to adult care: a technology program[J]. Pediatrics, 2014,133(6): e1639-e1646.

[37] White PH, Cooley WC, TRANSITIONS CLINICAL REPORT AUTHORING GROUP, et al. Supporting the health care transition from adolescence to adulthood in the medical home[J]. Pediatrics, 2018, 142(5): e20182587.

[38] 李英英, 王惠临. 国外消费者健康信息服务工具现况与启示 [J]. 医学与社会, 2013, 26(7): 13-16.

[39] 叶俊, 刘琴, 陈坤福. 基于健康档案的区域医疗信息平台建设与应用 [J]. 中国医疗设备, 2018, 33(7): 131-134.

[40] 吴民, 丁逸旻. 信息化医疗 [M]. 济南: 山东大学出版社, 2015.

第五章

专业领域中青少年慢性病患者至成人医疗过渡期服务实践

第一节
哮喘青少年至成人医疗过渡期服务实践

一、概述

支气管哮喘（Bronchial Asthma）简称哮喘，是一种异质性疾病，主要临床症状以慢性气道炎症以及气道高反应为主，是一种以反复发作的喘息、咳嗽、气促、胸闷等症状为主要临床表现，常伴有可逆性呼气气流受限和阻塞性通气功能障碍，常在夜间和（或）凌晨发作或加剧。呼吸道症状的具体表现形式和严重程度具有随时间变化而变化的特点。哮喘是儿童最常见的慢性呼吸系统疾病之一，全世界约有 3 亿儿童罹患哮喘。我国青少年哮喘患者约 340.8 万人，占全球青少年哮喘患者的 7.77％。《中国死因监测数据集 2020》中的数据显示，我国 2016—2020 年共有 328 名儿童和青少年死于哮喘，其中青春期哮喘患者占 55.49％。青春期是哮喘的高风险时期，其发病率和死亡率增加，严重危害患者的身心健康。

哮喘管理是一个连续的过程，青春期哮喘的有效管理不仅是疾病管理的延续，也是改善哮喘患者远期结局的重要措施。过渡期的健康照护是一个具有挑战性的工作，需要评估过渡的准备情况，并管理在此期间出现的由于生理发育和心理变化出现的问题，包括对治疗依从性差、吸烟行为、药物滥用、自我管理能力缺失、社会环境的变化和新出现的精神健康状况的处理。在儿童和成人的哮喘管理实践中，哮喘的触发因素、自然病程、临床表现、表型特征、症状和治疗方案等可能存在显著差异。此外，青春期发生在个人身上的变化还包括身体、情感和心理社会的适应，这些变化对哮喘的病理生理学、表现、预后和治疗的影响，在从儿童至成人的医疗保健过渡中必须仔细考虑。例如，在青春期，由于独立性和个体化程度的提高，患者常出现对治疗的依从性变差，因此可能发生更频繁的哮喘急性发作。因此，哮喘的过渡期准备和医疗过渡计划，不仅要考虑青少年哮喘患者生活各个领域的重大变化以及这些变化对哮喘的影响，更需要科学和系统的规划或方案。

（一）青春期哮喘自然病程的特点

青春期是哮喘可能发生显著变化的时期，哮喘自然病程表现出异质性，呈动态变化。纵向方式跟踪青少年至成年的研究，集中于哮喘缓解、持续、复发和新发成人哮喘，其中儿童时期的支气管高反应性是成年后哮喘持续存在的一个强有力的预测因子（15~18 岁），但是这些研究还不能对青少年和年轻人的哮喘"表型"进行准确的描述。哮喘发病率因性别而异，并随年龄变化而变化。在青春期前，男童较女童更容易出现喘息。青春期早期（10~14 岁）男性和女性哮喘发生率近乎相同。青春期晚期（15~19 岁）女性哮喘患者症状更为明显，急诊就诊次数更多，住院治疗更频繁，这可能与男性存在晚发性特应性的危险因素，而女性存在晚发性支气管高反应的危险因素有关。当考虑严重哮喘时，年龄较大的患有严重哮喘的儿童往往是男性，具有高度的特应性，通常不完全对类固醇反应，这与严重的成人哮喘患者多为女性形成鲜明对比。

生命早期的哮喘是晚年哮喘和慢性阻塞性肺疾病（Chronic Obstructive Pulmonary Diseases，COPD）的一个危险因素，尽管在婴儿期早期出现喘息的儿童通常不会在儿童期发展为哮喘，但他们在成年期也有发展为 COPD 的风险。大部分学龄前期和学龄期儿童的哮喘在青春期可缓解，青春期哮喘症状的缓解并不等同于气道炎症的缓解；部分患者虽无临床症状，但仍表现为持续气道高反应性或肺功能异常。成年期持续的哮喘与儿童时期肺功能低下、气道持续高反应性、13 岁时的特应性以及青年时期（27~29 岁）的吸烟有关。有哮喘病史的青少年患者肺功能测量值始终较低，他们是成人哮喘的潜在人群。青春期缓解的喘息症状在成人阶段可再次出现。到 33 岁时，约 28% 的患者出现复发性喘息。因此，哮喘被认为是一种异质性的、复杂的综合征，而不是一种单一的疾病。

青春期哮喘缓解的相关因素主要包括：起病年龄较小，起病时疾病严重程度轻，男性，具有较高的基线肺功能，较低的气道高反应性，较低的血嗜酸性粒细胞和 IgE 水平，皮肤点刺试验阴性，无共患病，无肺炎病史，无哮喘及过敏性疾病家族史，避免烟雾暴露等。理解哮喘的自然病程有助于医疗专业人员、患者和家庭更好地应对可能出现的症状变化，提前采取预防措施和有效的管理方案，制订符合疾病发展规律和趋势的过渡期准备服务策略。

（二）青春期哮喘触发因素的特点

青春期哮喘的急性发作通常由多种因素引起，其中过敏原的暴露是一个主要触发因素。相比于年幼儿童哮喘急性发作通常由呼吸道感染引起，青春期人群由于户外活动增多，面临更多的空气污染、过敏原暴露、饮食习惯、精神因素、药物作用以及运动诱发的哮喘急性发作的风险。然而，令人担忧的是，只有约 75.3% 的青少年哮喘患者在空气质量较差时采取了相应的防护措施。此外，青春期的情绪波动、心理应激、劳累和烟雾暴露也是诱发急性发作的常见因素。由于心理发育和生理发育的不平衡，青春期更容易出现一系列与行为相关的诱发因素，如吸烟、酗酒、吸毒、饮食习惯的改变以及暴力行为等。青春期人群普遍存在吸烟问题，全球范围内，13~15 岁的青春期男童主动吸烟率达到 11.3%，而女童为 6.1%。虽然中国 15~20 岁人群的吸烟比例相对较低（5.0%），但哮喘患者中吸烟比例却高达 17.3%。

鉴于上述情况，对青少年哮喘患者的综合管理至关重要。除了定期监测和调整药物治疗方案外，教育患者及其家庭重视空气质量，采取避免过敏原、科学饮食、避免情绪波动和合理的运动等生活方式干预措施也是十分重要的。此外，针对青春期人群的特点，还需关注心理健康问题，提供相关的心理支持和教育，帮助他们更好地应对生活中的各种挑战。

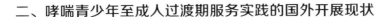

二、哮喘青少年至成人过渡期服务实践的国外开展现状

（一）医疗团队协作

加拿大哥伦比亚大学医学中心的青春期哮喘过渡管理方案是一个典型案例。该方案集结了儿科医生、成人内科医生、呼吸专科医生、心理医生、护理人员、营养师和运动教练等专业团队，并指定一名协调人员（通常为资深的呼吸专科护士担任）负责联系协调，他们通过多学科团队协作，制订并实施个性化的过渡计划，确保患者顺利过渡到成人医疗服务。哮喘过渡管理团队或小组成员，结合哮喘专病特点，应接受的知识和技能培训包括：青少年哮喘患者的生理、心理、认知和情感状态及发展特点，具备识别和改变哮喘常见危险行为的技能，了解青春期哮喘的管理知识和家庭特征等。

（二）过渡期协调员

澳大利亚悉尼儿童医院采用了哮喘过渡期协调员的角色。过渡期协调员负责与哮喘患者和家庭紧密合作，解释过渡计划、提供支持和资源，以及确保医疗信息的顺利传递。他们成为患者和家庭的主要联系人，协调医疗团队的工作，促进有效的信息共享。

（三）过渡联合门诊

英国伦敦皇家儿科医院设立了哮喘过渡联合门诊。该门诊由儿科医生和成人呼吸专科医生联合主持，为青少年哮喘患者提供过渡服务。这种联合门诊在提供医学关怀的同时，也提供了一个平台，让患者逐步适应成人医疗环境。过渡联合门诊就诊环境应保持安静并具有私密性，在沟通过程中应认同青少年哮喘患者的身份，与其建立彼此信任和尊重的关系，注意保护青少年的自尊心和自信心。此外，通过纸质病历、电子病历和哮喘专病数据管理平台等共享信息途径确保过渡团队或小组成员互通患者信息对于青少年哮喘患者的有效过渡也至关重要。

（四）结构化的过渡路径

新西兰奥克兰儿童医院的哮喘过渡管理方案采用了形式化的过渡路径，

该路径明确了过渡的步骤、时间表和相关责任，确保医疗团队和患者了解整个过渡过程的组织结构，促使过渡的有序进行。包括：①初步评估和哮喘控制水平评估：过渡路径的第一步是对患者的初步评估，特别是针对哮喘病情的详细评估。考虑到哮喘的慢性特征，此阶段需要明确患者的哮喘控制水平，以制订后续治疗计划。②药物管理和个性化哮喘治疗计划：结合个体化的治疗需求，过渡路径详细规划了药物管理步骤。这包括确保患者对药物的正确使用，了解不同药物的作用机制，以及制订个性化的治疗计划，以最大限度地控制哮喘症状。③心理社会支持和教育：鉴于哮喘与心理健康问题的相互影响，过渡路径强调提供心理社会支持和教育。心理社会支持包括心理健康评估、提供心理咨询服务，以及为患者和家庭提供应对心理社会压力的工具。④患者和家庭的参与和教育：过渡路径鼓励患者及其家庭积极参与整个过渡过程。提供定期的教育讲座、信息手册和在线资源，以帮助他们更好地理解哮喘的专病特征。⑤定期评估和调整机制。⑥信息共享和文档记录：确保在过渡期间有关键的医疗历史信息。⑦结构化的过渡路径强调医疗团队的协同合作：哮喘过渡管理团队成员需要相互协作，明确各自的责任，确保患者在整个过渡过程中得到全面的关照。

（五）过渡检查单

美国波士顿儿童医院的哮喘过渡方案引入了一份详细的过渡检查单。这个检查单列明了需要在过渡期间完成的任务，包括医学检查、心理健康评估、哮喘药物管理、过敏原筛查管理等，确保医疗团队和患者在过渡过程中不会遗漏任何关键步骤。

（六）建立"安全网"

瑞典斯德哥尔摩医科大学医院的过渡管理方案建立了一个"安全网"机制。过渡期协调员或呼吸科护士负责确保患者在过渡期结束后继续得到关注，通过定期的随访和电话联系，保证患者的健康状况得到跟进。

（七）哮喘患者和家庭过渡期教育项目

荷兰阿姆斯特丹医学中心的过渡管理方案注重患者和家庭的教育。通过定期的教育讲座、信息手册和在线资源，帮助患者和家庭理解过渡的必要性，以及在过渡期间他们所需扮演的角色。

综上，这些模式或项目旨在展示不同国家和医疗机构在青少年哮喘患者向成人过渡管理方面的实践。具体方案的实施效果和局限性取决于当地的医疗体系、资源分配和患者特点。因此，在制订和实施过渡管理方案时，需要根据当地的实际情况进行调整和优化，以确保其有效性和适应性。

三、哮喘青少年向成人医疗过渡期服务临床实践

（一）青春期患者对疾病的自我管理能力和健康责任意识

根据《青春期哮喘管理及向成人过渡管理的中国专家建议》，青少年哮喘患者向成人过渡管理的目标在于持续改善患者的生活质量，提升其独立性，减少过渡阶段对特殊看护的需求，防止患者失访、治疗和管理中断。通过加强医患沟通和对患者技能的培训，逐步培养青春期患者对疾病的自我管理能力和健康责任意识，使其最终具备以下 3 种关键能力。

1. **自我管理能力**　通过应用所学的疾病相关知识、技能和社会资源，患者能够采取一系列干预措施来管理自身的哮喘病情。

2. **自我介绍或与医疗专业人员沟通的能力**　患者能够熟练地描述自己的不适症状，并能够与医疗专业人员进行顺畅的交流，有效传达个体化的健康需求。哮喘患者的自我管理能力涵盖以下方面。

（1）认识哮喘：具备对哮喘的清晰认知，包括了解哮喘的定义和基本特征。

（2）识别哮喘发作的触发因素：知晓并理解自身哮喘发作的可能触发因素，并采取最大程度的预防措施。

（3）正确使用药物：掌握药物的使用方式，理解为什么需要使用这些药物，

同时熟练掌握正确吸入药物的方法和注意事项。

（4）认识生活方式对哮喘的影响：意识到生活方式对哮喘的影响，包括吸烟、运动、精神和饮食等因素，并能够做出相应的调整。

（5）执行哮喘行动计划：知晓如何制订和实施哮喘行动计划，以及在需要时如何寻求帮助。

3. 自我决策能力　患者具备管理自己健康问题的能力，能够承担相应的医疗保健责任，主动参与决策过程。通过培养这些能力，青少年哮喘患者能够更主动地参与自身健康管理，更好地适应成人医疗体系，从而实现顺利和有效的过渡。

（二）哮喘青少年向成人医疗过渡的主要方案

哮喘青少年向成人医疗过渡的主要过渡方案具有重要的临床价值和意义，对患者的长期健康、生活质量和医疗资源的合理利用都具有积极的影响。哮喘青少年向成人医疗过渡方案的关键要素包括以下几个方面。

（1）实现连续关怀和无缝过渡。过渡方案有助于为患者提供在医疗体系中的连续关怀，从而确保治疗和管理的无缝过渡。这种连续性有助于避免患者在过渡期间的治疗断裂，减少症状的反弹风险，促进哮喘治疗计划的顺利执行。此外，青少年哮喘患者可能面临其他慢性疾病风险，如过渡期的吸烟、酗酒等不良行为；过渡方案有助于提前预防和管理这些复杂疾病，促使患者保持健康的生活方式。

（2）开展个性化干预计划。过渡方案为医疗团队提供了机会，根据患者的年龄、发病史、生活方式等因素制订个性化的干预计划。这有助于更好地满足患者的特定需求，提高治疗效果。同时，充分考虑生理、心理、社会因素，优化干预计划；整合先进技术，如远程监测、智能应用，提供实时反馈；强调患者教育，培养自我管理技能，促进患者参与决策；借助基因检测等前沿技术，实现精准医学应用，提高治疗效果，预防并发症。确保医患沟通，持续支持患者过渡至成人医疗体系。

改善用药依从性是哮喘青少年个性化干预计划的关键和维持哮喘控制的基础。支气管哮喘患者的用药依从性是管理和控制疾病的重要方面。为评估青春期患者的用药依从性，可采用支气管哮喘用药依从性量表，如"药物依从性报告量表"（Medication Adherence Report Scale for Asthma，MARS-A）和"莫里斯基药物依从性量表-8"（Morisky Medication Adherence Scale-8，MMAS-8）。这些工具有助于医疗专业人员了解患者对哮喘药物治疗的遵从情况，从而采取相应的干预措施。为了实现这一目标，可以考虑多种干预措施的整合，包括：①简化用药方案：如使用吸入性类固醇 - 长效β2受体激动剂（ICS-LABA）复合制剂，已被证明能够有效改善青少年哮喘患者的用药依从性，减轻用药的复杂性。②共享决策：在诊疗过程中与患者分享信息，考虑患者的价值观和偏好，以达成治疗共识。③提醒服务：利用短信、应用程序（App）等方式进行定期提醒服药。④心理干预：基于认知行为疗法的心理干预可帮助改善青少年哮喘患者的用药依从性，提高对哮喘的认知水平，从而改善症状控制。

（3）自我管理技能的培养。提高自我管理能力是青春期哮喘管理的重点，也是完成青春期过渡的必要条件。哮喘自我管理涵盖了在日常生活中主动识别和评估哮喘症状、调整用药剂量，以及采取措施避免哮喘发作等。具备有效的哮喘自我管理能力有助于改善哮喘控制、提高生活质量，同时降低医疗资源的使用；在确保青少年哮喘患者向成人过渡的过程中，具备自我管理的知识和技能至关重要。青少年哮喘患者教育应包括吸入装置的正确使用培训，提供全面的哮喘相关知识，以及系统的哮喘自我管理培训，这些措施是促进青春期哮喘管理、改善哮喘预后的关键。此外，中国儿童哮喘行动计划（China Children's Asthma Action Plan，CCAAP）是改善青春期哮喘管理的有效工具，可以达到哮喘控制的目标。CCAAP包括纸质版和电子版哮喘行动计划，并将电子版融入手机应用程序，结合青春期人群对于电子设备的应用优势，对于促进青少年哮喘患者在院外应对和处理哮喘急性发作中发挥关键作用。

（4）心理健康支持。过渡期通常伴随着患者的心理和情绪变化，心理压力和应激可以诱发和加重哮喘。青少年哮喘患者焦虑及抑郁比例均高于学龄期患者，其中抑郁比例升高显著。过渡方案需根据患者不同阶段的心理特点和心理需求，开展针对性的支持，如提供过渡期认知支持、情绪支持、社交支持、自我认知技能培养等。

（5）优化资源的合理分配。通过优化资源的合理分配，过渡方案为青少年哮喘患者提供了在合适的医疗环境中获得必要关怀的机会。过渡期的成功实施需要多学科、跨学科的沟通和协作，医疗团队、家庭、学校和社会的紧密合作是确保患者平稳过渡的关键。通过资源的优化配置和跨领域的合作，过渡方案为青少年哮喘患者提供了全面的支持，使其能够更好地适应成人医疗体系，减少医疗资源浪费，为整个医疗系统带来更高的效益。

（6）发挥家庭的优势。青少年哮喘患者过渡期方案中，家庭的积极作用至关重要。家庭提供了情感支持、治疗依从性的监督、健康生活方式的促进以及心理社会支持，对于患者的整体管理具有深远意义。在实践中，鼓励家庭参与治疗决策，提供详细的哮喘教育培训，建立良好的沟通桥梁，定期组织家庭会诊，并关注家庭成员的心理健康，都是有效的策略。通过这些实践，可以最大限度地发挥家庭的优势，建立更全面的支持网络，促使患者和家庭更好地适应哮喘管理的挑战，实现过渡期的顺利进行，提高治疗效果和生活质量。

（7）关注长期健康成果的改善。通过过渡方案的实施，可以期望患者的长期健康成果得到改善。这包括哮喘症状的控制、降低哮喘急性发作、维持良好肺功能、减轻用药依赖和减少慢性阻塞性肺病的发展等风险，生活质量提高和降低医疗资源使用也是长期健康成果改善的考量指标。

总之，通过有效的过渡方案，可以提高患者对成人医疗体系的适应性，降低因过渡引起的潜在问题，进而优化哮喘患者的整体健康状况。这对于患者、医疗团队和整个医疗系统都具有重要的临床价值。

（三）哮喘青少年向成人医疗过渡管理的流程建议

根据《青春期哮喘管理及向成人过渡管理的中国专家建议》，青少年哮喘患者向成人过渡通常分为准备、实施、转交（诊）及评价阶段。①准备阶段：患者10~13岁时启动过渡准备，制订本单位实施青春期哮喘过渡管理的工作制度和规范。②实施阶段—评估：患者14~18岁实施过渡管理，首先对患者进行过渡准备度评估，虽然目前尚无专门针对青春期哮喘患者的过渡准备度评估问卷或量表，但可以采用通用的青春期慢性疾病过渡准备度问卷，如过渡期准备评估问卷（TRAQ）、自我管理和过渡准备度问卷（STARx）等。③实施阶段—制订个体化过渡计划和实施方案。④实施阶段—监测过渡进度。⑤转交阶段。⑥评价阶段。

欧洲变态反应和临床免疫学学会（European Academy of Allergy and Clinical Immunology，EAACI）青少年和年轻人工作组，提出了针对过敏和 / 或哮喘的青少年和年轻人（11~25岁）的过渡服务建议，以支持卫生保健专业人员帮助哮喘青少年和年轻人发展成为能够成功自我管理的成年患者。该建议特别强调了过渡和转移之间的区别，即使青少年和年轻人在与年龄相匹配的专病门诊得到管理，仍需要过渡护理。基于目前哮喘过渡期管理证据的有限性，在这一领域需要进行更大规模、设计良好的随机对照试验。此外，EAACI工作组将发布一份关于过敏和哮喘青少年和年轻人有效过渡的指南，该指南将提供框架和实用建议，指导成功的过渡服务，核心特征包括多学科路径、教育、积极监测依从性、专注哮喘青少年和年轻人信心较低的领域、同龄支持。

四、哮喘青少年至成人医疗过渡期服务实践的启示

哮喘患者从青少年至成人的过渡期间面临着独特的医疗挑战。首先，青少年时期是哮喘控制的关键时期，但当患者进入成年阶段，医疗需求和自我管理的责任发生了显著变化。医护团队需要与患者建立密切的合作关系，促使其逐

渐学会自我管理，包括哮喘的早期识别、药物使用和应对急性发作的技能。其次，青少年哮喘患者过渡期的特殊性体现在许多方面。青少年时期通常伴随着生理和心理上的巨大变化，加之哮喘的特殊性质，患者可能更容易受到生活方式、药物依从性等因素的影响。因此，过渡期服务实践需要考虑患者的个体差异，采用个性化的方法，确保他们能够顺利适应成人医疗体系。

未来的实践应该关注哮喘患者过渡期服务的改进和创新，关键是整合跨学科的医疗团队，考虑引入先进的医疗技术，如远程监测和智能医疗设备，以实现对患者的实时监测和干预。此外，通过推动患者教育的创新，包括数字化工具、在线资源等，帮助患者更好地理解和管理他们的哮喘，为青少年哮喘患者打造更加顺利和有效的医疗过渡体验，提高他们的生活质量和长期健康成果。

（刘玉琳　张湛美）

第二节
慢性肾脏病青少年至成人医疗过渡期服务实践

一、概述

儿童慢性肾脏病（Chronic Kidney Disease，CKD）会进行性进展至终末期肾病（End Stage Renal Disease，ESRD），现已成为危害仅次于肿瘤和心脏病的第三大"杀手"。调查提示，2003年儿童ESRD的年发病率为40.3/100万，相较1990年提高了近2.5倍，且呈现持续增长的趋势。CKD与ESRD具有高致残率和高病死率的特点，鉴于其带来的严重的社会负担，科技部与卫生部已将其列为《国家科技支撑计划》与《国家重点基础研究发展计划（973计划）》的重大战略问题。近年来，得益于CKD早期诊断水平的提高，以及肾脏穿刺活检术、肾移植、免疫抑制剂及生物制剂等重大技术的进步和治疗方式的革新，CKD患者的生存率和预期寿命得到了显著提高。

CKD与ESRD儿童青少年承受着疾病与治疗带来的双重困扰，除了每周数次血液净化动静脉穿刺带来的痛苦，还需随时面对急性心力衰竭、脑卒中、失衡综合征、出血等风险，加之疾病本身的胃肠道功能障碍、代谢性酸中毒、胰岛素抵抗、共病状态、系统性微炎症状态、肾功能减退及尿毒症毒素堆积等原因，患者常并发恶心、呕吐、厌食、乏力、便秘、骨与关节痛、肌肉痉挛与皮肤瘙痒等躯体不适，并伴随出现社交隔离，甚至自卑、焦虑、抑郁等心理问题，而这些心理症状反过来也会加重躯体症状，以上症状随着病情进展和治疗情况不断变化，具有难治愈、易反复的特点，严重影响患者的生存质量并给家庭照顾者和社会造成巨大的经济压力与医疗资源负担。

过渡护理旨在通过在儿童保健服务和成人保健服务之间为青少年、青年成人和家庭提供高质量、持续和适合发展的保健服务。成长和发展是所有儿童阶段的基本问题，多样化的专业团队为儿童和家庭照顾者提供支持是儿科和成人护理之间的主要区别之一。对于青少年 CKD 患者来说，由临床医生、护士、营养师、社会工作者、游戏治疗师、心理学家和教育工作者组成的多学科团队提供照顾，是最有效地减少残疾和最大限度地发挥每个 CKD 患者潜力的方法。此外，从儿科医疗机构过渡至成人医疗机构涉及 CKD 患者、家庭照顾者、儿科和成人医疗机构的医生四个方面，任何一个主体出现适应不良都将引起转介障碍。对未知成人医疗体系的恐惧、对成人团队能力的担忧、对监管权力弱化的恐惧（家庭照顾者）和承担更多的责任感到压力（过渡期年轻人）已被证明是导致过渡缓慢的主要原因，是青少年 CKD 患者过渡期准备面临的主要挑战。

（一）青春期转介的情感冲突

青少年 CKD 患者因血液透析、腹膜透析、肾脏移植等医疗行为和其他泌尿系统疾病而长期住院，使得其与同龄人产生社交隔离，因此更加依赖家庭照顾者和儿科医疗机构。过渡转介期常在 12~24 岁之间进行，恰巧与青春期到成年期的生活过渡同时发生，易加剧青少年 CKD 患者的反叛、冒险和冲动行为，降低其治疗依从性。此外，青少年 CKD 患者进入成人医疗机构后需学会自我管理，既要独立面对大量使用激素后出现的肥胖、矮小等外观改变，又要严苛地控制液体和饮食摄入，在预防并发症的同时兼顾各项诊疗计划的合理延续。有研究报告提示，青少年 CKD 患者对小儿肾脏科有强烈的依恋感，导致他们不太愿意向成人保健专业人员倾诉，而肾脏疾病治疗与发展的复杂性往往妨碍其个体化发展。

（二）家庭照顾者的过度保护

验证过渡期服务开展效果的指标之一是青少年 CKD 患者能够适应从受监督的护理模式向自我指导的慢性病管理模式的转变。家庭照顾者出于对患者未来的不确定性而过度担忧，害怕患者缺乏监督导致治疗失败的角色固化会无意中阻碍青少年 CKD 患者能力、自我意识和独立性的发展。

（三）文化与知识冲击

成人医疗机构的 CKD 患者量往往比儿科医疗机构多，这意味着接诊时间缩短，沟通频率降低。成人医疗机构希望 CKD 患者能自主管理，而刚从儿科医疗机构转介的青少年 CKD 患者却希望被给予更多的关怀与指导，但现实情况是转介时只有约 20% 的青少年 CKD 患者具备自我管理能力。此外，儿童肾脏疾病多见于先天性、遗传性、原发性疾病，而成人多见于继发性肾脏疾病，两者之间的疾病谱存在巨大差异，这就导致成人医疗专家缺乏对青少年 CKD 患者进一步诊疗与护理的经验。有报道显示，许多成人医疗机构的医生在治疗先天性肾脏疾病时感到焦虑，他们认为自身需要在先天性和儿童普适性疾病领域接受更多的教育。

二、慢性肾脏病青少年至成人过渡期服务实践国内外开展现状

目前，针对青少年 CKD 患者至成人期的医疗过渡准备服务实践，国内尚未见相关报道，而发达国家主要围绕着 CKD 各阶段、ESRD 维持性替代治疗和已完成肾移植的患者进行讨论，以单中心报告为主，总体上存在较高的样本选择偏倚，且不同国家和地区干预研究的方法和质量不尽如人意，导致过渡转介成功率差异较大，主要表现如下。

目前观点认为 CKD 患者过渡准备期应从 12~14 岁开始，教育和咨询应从 16 岁开始，但各区域对过渡转介的时间存在较大的异质性，据报道，澳大利亚、英国和加拿大的转介年龄通常是 18 岁，德国为 18~22 岁，而日本为 20~24 岁。越来越多的专业人员认识到青少年 CKD 患者在过渡期存在危险，如 16~24 岁肾移植患者的失败率位列所有年龄段的第一位，肾移植患者在经历转介后移植肾失功的概率会增加 3.36 倍。因此，个性化的过渡方案尤为重要，波士顿儿童

医院认为其应包括一般资料简介、健康状况介绍、教育和社会护理需求、青少年 CKD 患者对家庭照顾者参与的偏好、紧急护理计划、意外入院的历史、青少年 CKD 患者的特长优势、成就以及对未来和目标的希望。

但并非所有儿科医疗机构都有正式的青少年 CKD 患者过渡方案，2006 年对欧洲和北美 58 个儿科透析中心进行调查后发现，仅有三分之一的中心制订了过渡期操作指南。日本的一项全国研究发现，101 个儿科医疗机构中只有 4 个（4.0%）为青少年 CKD 患者制订了过渡方案，仅有 3 个（3.0%）拥有过渡期协调员，在 107 个成人医疗机构中，设置过渡期方案的数量为 0，只有 1 个（0.9%）拥有过渡期协调员，高达 25% 的青少年 CKD 患者因出现并发症而终止过渡；而过渡后的 CKD 患者的高等教育率为 43%~44%，低于健康人群的 50%，失业率为 21%~24%，远高于健康人群的 7%~9%。

德国对 52 名（23 名 CKD 1~4 期、29 名 ESRD 已完成肾移植）从 18.7 ± 1.8 岁开始过渡期准备的青少年 CKD 患者追踪后发现，52 名患者中共有 44 名（84.6%）实现了过渡期转介，整个周期花费的平均时间为 204~514 天。由于肾移植患者的治疗更加复杂，因此其所需的转介时间明显长于 CKD 患者 [（624 ± 150 天）和（365 ± 172 天）]，所花费的费用也较 CKD 患者更高 [（966 ± 457 欧元）和（470 ± 320 欧元）]。将成本核算为单位时间后得出，儿科或成人肾病专家的价格为 0.72 欧元 / 分；心理学家为 0.59 欧元 / 分；社会工作者为 0.52 欧元 / 分；营养学家为 0.48 欧元 / 分；护士为 0.46 欧元 / 分（不包括体检、实验室和放射性检查等常规医疗）。该研究获得了部分保险公司的资助，且 CKD 纳入的样本中 70% 为 1~2 期的患者，相对于 CKD 5 期来说花费更小，若是根据相关国际共识以 12~14 岁开始过渡期准备，则预估成本将增加 2~4 倍，而目前许多国家的标准健康保险不能支付过渡期的费用，使得相关服务的开展仍然面临着较大的挑战。

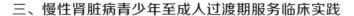

三、慢性肾脏病青少年至成人过渡期服务临床实践

（一）CKD 过渡期准备服务转介模式

1. CKD 患者过渡期共识　国际肾病学学会（International Society of Nephrology，ISN）和国际儿科肾病学协会（International Pediatric Nephrology Association，IPNA）于 2011 年发表了一份关于青少年 CKD 患者的过渡期共识，在此之后的两年，欧洲三分之一的肾病中心将其纳入过渡服务，约半数的中心设立正式过渡诊所。

（1）该声明将青少年 CKD 患者的过渡期转移概括为 5 个阶段：①过渡准备；②从儿科向成人过渡；③过渡进程；④过渡或转介交接；⑤转介完成。

（2）该声明强调了 5 个主要原则：①在转移之前，必须有一个深思熟虑的过渡方案，同时需提供被转介患者的照护信息；② CKD 患者、家庭照顾者、儿科和成人的肾脏医护团队都同意并按照同一模式进行转介，建议患者在转介之前对指定成人医疗机构进行一次非正式访问；③儿童肾脏诊疗中心应当对每个患者制订个性化的过渡计划。过渡计划应能被各年龄段的患者理解，例如能够知晓并描述自己的健康状况，以及用药方案和目的等；④理想的过渡时机应在身体发育成熟之后或在知识、社会和心理上的认知建立之后，应避免在泌尿系统或其他专科疾病的关键治疗时期进行转介；⑤过渡进程应考虑地方政策（例如达到转介的年龄）和可获得的资源。

2. 过渡期实践的"六个核心要素"　美国医疗保健过渡中心（US Center for Health Care Transition）提出了过渡期实践的"六个核心要素"（Six Core Elements of Health Care Transition），该框架详细提供了结构化转介过程的基本组件以及每个核心要素可使用的工具（参见第二章第一节）。该工具将儿科和成人医疗机构每个阶段的具体内容分别进行了归纳（表 5.1、表 5.2），以下是其应用于青少年 CKD 患者过渡期转介的框架：①制订、讨论和分享转介政策 / 指南（12~14 岁）；②转介跟踪和监控（14~18 岁）；③转介准备（14~18 岁）；

④转介规划（14~18岁）；⑤照护交接（18~21岁）；⑥转介完成（18~23岁）。

表 5.1　儿科医疗机构工作内容

制订、讨论和分享转介政策/指南	转介跟踪和监控	转介准备	转介规划	照护交接	转介完成
与青少年 CKD 患者和家庭照顾者一起计划和讨论	跟踪青少年 CKD 患者和家庭照顾者在过渡准备和转移方面的进展	进行过渡准备评估	①制订过渡计划（包括所需的准备、评估技能和医疗总结）；②帮助青少年 CKD 患者过渡到成人护理模式做准备；③与新的成人医疗专家沟通	通过信息和沟通转移护理，包括儿科临床医生未完成的责任	获得对过渡过程的反馈，并确认年轻人已经见过他们的新临床医生

表 5.2　成人医疗机构工作内容

制订、讨论和分享转介政策/指南	转介跟踪和监控	转介准备	转介规划	转介服务和初次就诊	转介完成
创建并与青少年 CKD 患者和家庭照顾者讨论	跟踪并评估 CKD 患者融入成人护理的进程	如有需要，与青少年 CKD 患者和家庭照顾者分享并讨论常见问题	①与儿科医疗专家沟通；②确保收到转介方案	①审查转介方案；②满足青少年 CKD 患者在初次访问时的需求和关注；③更新自我照护评估和医疗总结	①与儿科医疗专家确认转诊完成；②通过自我护理技能的培养提供持续的护理

（二）CKD 医疗过渡期准备服务实践案例

德国海德堡大学儿童医院启动了 "TRANSLATE NAMSE Innovation Project"，该项目基于德国联邦联合委员会创新基金资助，以过渡期协调员为核心，设计了为期 2~10 年的过渡期服务，于 2017 年 4 月至 2020 年 9 月为 CKD 和 ESRD 已经完成肾移植的患者提供过渡转介服务，该项目将过渡进程分

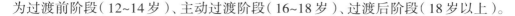

为过渡前阶段（12~14 岁）、主动过渡阶段（16~18 岁）、过渡后阶段（18 岁以上）。

1. "TRANSLATE NAMSE Innovation Project"的主要目的

（1）建立标准化和透明的护理程序。

（2）建立标准化的病历和护理管理。

（3）建立跨学科网络和专家之间的信息交流。

（4）通过教育和咨询提高卫生知识水平。

（5）持续改善对罕见疾病过渡期患者的护理。

（6）通过护理路径信息增加知识和信息传递。

（7）避免肾移植儿童在此阶段出现移植后失功。

2. "TRANSLATE NAMSE Innovation Project"的关键步骤

（1）过渡期政策的制订与指南完善。"TRANSLATE NAMSE Innovation Project"是"国家医疗保健计划"的一部分，确定以过渡期协调员为核心，包含儿科肾病专家、移植护士、心理学家、社会工作者、成人肾病专家在内的团队，建立了标准化的流程和评估体系，制订了过渡期咨询框架、过渡期手册和各类疾病的临床路径，推动跨学科合作，以确保青少年 CKD 患者能得到最佳的照护，进而提升医疗保健的质量和效率。

（2）过渡期转介跟踪和监控。所有工作人员每 3 个月举行一次阶段会议，通过定期随访，医疗团队、青少年 CKD 患者及其家庭照顾者得以保持密切联系，及时交流信息、协商过渡方案、评估各方的身心需求、调整过渡方案并提供个性化支持，同时进行记录和存档，以确保青少年 CKD 患者能得到最佳的医疗照护，进一步提升医疗保健的质量和效率。

（3）过渡期的准备。过渡前阶段（12~14 岁）的重点是引入过渡和实施规划，原则是从易到难，设立奖励机制，帮助建立信任。青少年 CKD 患者将接受以下医学主题的培训：肾脏疾病的基础、液体摄入、血压测量和体重、适应证和药物剂量、血清肌酐基线值、他克莫司血药浓度水平、移植时间等。从 12 岁起将青少年 CKD 患者纳入过渡进程有利于提供足够的咨询培训，同时自主性、个人责任和医学相关知识的培训力度与其年龄的增长成正比，以适应其智力发展，并在此期间鼓励家庭照顾者对其进行监督。

（4）过渡计划的制订。主动过渡阶段（16~18 岁）的重点是继续过渡，为转介做准备。将过渡计划纳入青少年 CKD 患者的日常照护中，通过制订和执行过渡计划，帮助其更好地适应新的医疗模式，主动过渡阶段的具体实施包括填写标准化问卷、访谈与计划拟订 3 个部分。

①标准化问卷：由过渡期协调员指导青少年 CKD 患者填写标准化问卷，内容涉及：特定疾病的知识，药品和其他治疗方式的管理，社会支助和信息，未来和职业规划，对护理小组的愿望。通过问卷对即将进入过渡期的青少年 CKD 患者及其家庭照顾者的准备度进行评估。

②访谈：首先，单独与青少年 CKD 患者讨论医学和生活所涉及的问题，如药物、酒精、性和避孕等话题；其次，邀请家庭照顾者参加并探讨家庭关注的问题，如额外的医药费、交通费、职业等。

③计划拟订：由过渡期协调员与青少年 CKD 患者及家庭照顾者合作制订过渡目标、共享和更新过渡计划。过渡计划的内容可涉及医疗评估、随访计划、转移机构、心理社会支持、沟通协作、记录存档等。一旦青少年 CKD 患者年满 18 岁并自己提出要求，经过评估后即可转移至成人服务。

（5）服务转介的实施。根据制订的过渡计划，儿科医疗团队负责向成人医疗团队提供并交接必要的转介信息。成人医疗团队在充分了解青少年 CKD 患者以往的疾病治疗情况、身心健康等信息后，对其身心状况进行重新评估，以便了解当前的健康状况和治疗需求，并对现有的治疗或随访方案进行调整。此外，还需为青少年 CKD 患者及其家庭照顾者提供必要的心理社会支持，帮助他们适应成人医疗服务环境，提升他们对医疗专业人员的信任。

①初次探访—转介信息：儿科肾病专家将所有必要的医疗和心理社会信息

以书面形式传递给负责的成人肾病专家；通过简短核对表核对青少年 CKD 患者的基本情况，如同种异体移植物的稳定性、疾病治疗概况、心理社会背景和工作情况。

②初次探访—再评估：青少年 CKD 患者将学会适应新的成人肾病专家及成人服务的工作原理，并取得联系方式；青少年 CKD 患者、儿科与成人肾病专家共同确定未来的治疗方案，检查的频率和地点以及下一次门诊就诊的日期，同时告知青少年 CKD 患者可根据自身的需求与舒适度咨询儿科或成人肾病专家。

③再次探访：在成人医疗服务机构进行首次访问后，过渡期协调员将继续提供帮助，如安排下一次康复预约，自此，医疗责任从儿科肾病专家转到成人肾病专家，就诊场地也过渡到儿童—成人联合过渡诊所。

（6）过渡期的结束与后续服务。该阶段又被称为过渡后阶段（18 岁以上），重点是融入成人计划。此时应定期对医疗方案进行评估和调整，保持医患之间以及多学科团队内部的沟通机制，并评估青少年 CKD 患者与家庭照顾者面临的困境，如有需要，会提供实际支援，如心理咨询、与职业介绍所联络，以确保医疗保健服务的延续性。

①在转移后 6 周、3 个月和 6 个月，过渡期协调员在获得知情同意的前提下对青少年 CKD 患者进行访谈，讨论保密问题并共同决策，鼓励其继续提高能力。此外，由患者及家庭照顾者对过渡期服务进行评价以促进质量改进，包括身体健康、心理社会状况和对整个过渡过程的满意度。

②包括过渡期协调员在内的跨学科团队每季度讨论一次所负责的青少年 CKD 患者的医学信息，医疗专业人员每 3 个月讨论一次青少年 CKD 患者的医学信息。

（三）CKD 医疗过渡期准备服务结果指标

1. 肾小球滤过率（Glomerular Filtration Rate，GFR）　GFR 是肾脏功能的重要指标，它反映了肾脏对血液的过滤能力，评估患者的肾小球滤过率，防止肾脏功能出现进一步下降。

2. 自我管理能力　自我管理能力是指患者对自身疾病有一定的认识和了解，并能够采取一些措施来控制疾病的发展，包括运动、饮食管理、用药管理和病情监测。

3. 患者满意度　患者满意度是指患者对医疗服务的满意程度，评估患者的满意度，以了解他们对过渡期服务的评价和反馈。

4. 门诊出勤率　门诊出勤率是指患者按照医生的要求来门诊就诊的比例，监测患者的门诊出勤率，可以确保他们按计划接受医疗护理。

5. 急性并发症住院率　急性并发症住院率是指因慢性肾脏病引起的急性并发症而住院的比例，在过渡期服务实践的支持下，评估患者是否在过渡期后经历了急性并发症住院的情况，以确定过渡期服务的效果。

四、慢性肾脏病青少年至成人过渡期服务实践的启示

科研和临床实践在青少年 CKD 患者至成年医疗过渡期服务中相辅相成，需要深入探讨 CKD 患者在青少年至成年阶段的特殊问题以及如何将科研成果应用于临床实践。

（一）科研方面

1. 质性研究　通过质性研究，可以更好地了解青少年 CKD 患者在医疗过渡期中的需求和挑战，探索本土环境下青少年 CKD 患者、家庭照顾者和医疗服务提供者对优化过渡的看法，从而为其提供更好的医疗服务。

2. 随机对照研究　研究应包括干预措施的随机对照研究，以审查评估过渡准备状态的最佳方法、过渡不良的风险因素和过渡干预措施的成本计算。

3. 疾病进展和预测模型　使用机器学习算法，开发基于患者个体数据的肾脏病进展预测工具，帮助医生更好地管理疾病。

4. 遗传和遗传咨询　探讨 CKD 的遗传因素，以及如何为患者提供遗传咨

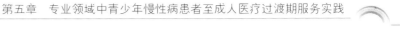

询服务，为患者提供家庭遗传风险评估和咨询。

（二）临床方面

临床实践是医疗过渡期服务的核心，关注如何更好地管理CKD，尤其是在过渡期。

1. 治疗个性化　基于精准医学、生活方式轨迹和病情严重程度分级的研究，探讨如何根据患者的特定情况，制订个性化的过渡期照护计划，以最大程度地延缓疾病进展。

2. 移植手术和肾脏移植术后护理　讨论青少年和成年患者接受肾脏移植后长期维持健康的护理和管理关键因素，包括免疫抑制治疗和器官衰竭预防。

3. 教育与社会效益　教育和社会效益方面，需要探讨如何培养更多专业人士以支持青少年CKD患者，并提高社会的参与和支持度。

4. 医学课程更新　讨论如何更新医学课程，培养更多了解该领域的医学专家，以更好地涵盖CKD的过渡期特殊需求和治疗。

5. 护理人员和社会工作者培训　探讨如何为护理人员和社会工作者提供培训，使他们能够更好地支持青少年CKD患者和家庭照顾者。

（石　林）

第三节
癫痫青少年至成人医疗过渡期服务实践

一、概述

癫痫（Epilepsy）是一种以具有持久性的致痫倾向为特征的脑部疾病。它不是单一的疾病实体，而是一种有着不同病因基础、临床表现各异但以反复癫痫发作为共同特征的慢性脑部疾病。研究显示，全球青少年癫痫总病例数在1000万例以上，我国癫痫患病率为4‰~7‰，其中0~14岁青少年癫痫的发病率为151/10万。经规范治疗的儿童癫痫3~5年发作缓解率为74%~78%，但仍有大约40%~50%的儿童期癫痫患者成年后仍有癫痫症状的存在。另外，癫痫共患其他疾病非常常见，约50%成人活动性癫痫患者至少有一种共患性疾病，儿童患者70%以上有不同程度的失能和智力障碍。

在英国国家服务框架（National Service Framework，NSF）的文件中指出"有神经系统疾病和残疾的青少年接受的过渡服务最少，当他们离开儿科时，往往没有下一个医疗服务团队来接管他们"。这种不良过渡会带给青少年癫痫患者多方面的影响，这些影响涉及癫痫急性发作控制、癫痫持续状态、癫痫猝死（Sudden Unexpected Death in Epilepsy，SUDEP）、共患病管理或对家庭生活的影响等关键问题。许多文献表明，儿童癫痫患者发生SUDEP的发病率低于成人，但当癫痫从儿童持续到成年时，SUDEP的发病率会随之上升，严重威胁癫痫患者的生命，从过渡的角度来看，需要将SUDEP视为一个重要的问题来对待，实现该问题的顺利过渡。对于癫痫患者的共患病也是同样需要重视的问题，尤其是对癫痫伴发智力障碍（Intellectal Disability，ID）、注意力缺陷多动障碍（Attention Deficit and Hyperactivity Disorder，ADHD）、情绪障碍的管理对成年后的良好生活质量尤为重要，如果未得到连续的有效治疗，成年后发展为主要精神疾病的风险就可能增加。另外，未能处理好过渡问题还将影响到家庭(社会)功能，约有70%的20岁的癫痫患者存在不良社会后果问题，如教育不完全、失业、正式诊断精神病、极度孤立、没有恋爱关系或意外怀孕等。

提供有效的过渡期护理可以提高青少年癫痫患者的疾病知识水平和自我管理能力，减轻焦虑，改善患者的教育和职业结局，因此为青少年癫痫患者制订有针对性的过渡期护理计划十分重要。

二、癫痫青少年至成人过渡期服务实践国内外开展现状

（一）癫痫青少年至成人过渡期服务模式

国内外针对青少年癫痫患者的过渡期护理已探索多种模式，包括护士主导的多学科团队（Multidisci plinary Team，MDT）癫痫过渡诊所、设立癫痫青少年到成人过渡期协调员（Transition Coordinator，TC）、MDT门诊引导过渡等。目前，在国外更多地采用以护士主导的MDT癫痫过渡诊所和设立癫痫青少年到成人TC的方式，而国内主要是以开通MDT门诊的形式来帮助癫痫青少年完成过渡。

1.开展以护士为主导的多学科团队癫痫过渡诊所　以加拿大阿尔伯塔省成立的癫痫过渡诊所为代表，MDT癫痫过渡诊所一般包括儿童及成人神经专科护士和医生、临床神经心理学家、社会工作者以及教育学家和/或职业顾问。为了减轻癫痫青少年对过渡的恐惧，该诊所设置在成人医疗机构中，由儿科和成人神经专科护士一起管理。朱拉切克（Jurasek）等对参与护士主导的MDT癫痫过渡诊所的78例青少年癫痫患者和66名护理人员的调查显示，97%的女性青少年患者、所有男性青少年患者和95%的护理人员均认为癫痫过渡诊所的建立有助于减轻过渡期相关的恐惧，可有效促进青少年患者与成人癫痫团队成员的联系，并加深青少年患者对成人问题的了解。但目前护士主导的癫痫过渡诊

所仍较少，且缺乏高质量的纵向研究。

2. 设立癫痫患者从青少年到成人过渡期协调员　研究显示，大多数成人医院的护士认为儿科护士是理想的过渡期协调员，可以更好地提升青少年的自我管理能力。在法国巴黎的"JUMP"计划中，由 2 名神经专科护士担任癫痫患者从青少年到成人过渡期协调员，与神经专科医生、营养师、职业顾问、语言治疗师等 16 名成员组成治疗团队。过渡期协调员负责与患者沟通、安排随访以及组织小组会议，促使过渡的顺利进行。麦戈文（Mc Govern）等运用过渡体验问卷和过渡满意度量表对参与"JUMP"计划的 40 例患者和 46 名父母进行了满意度调查，结果显示，89% 的患者和 91% 的父母对过渡体验非常满意，并认为过渡期协调员提供的连续性护理及扮演的核心角色可能是决定患者及其父母满意度的关键因素，但确切因素仍需进一步研究。

3. 开通癫痫青少年过渡的 MDT 门诊　在国内多家儿童医院已开通癫痫青少年 MDT 过渡门诊，通过神经内外科、影像学、心理学、药学部、营养科等多学科的紧密合作，完成青少年癫痫患者的社会功能评估、残疾程度评估、心理障碍筛查等，帮助其识别过渡期的不良因素并做好相应年龄段的健康宣教，拟订转诊至成人医疗的计划和流程，以帮助青少年癫痫患者顺利过渡。但此形式开展时间较短，还有待进一步探索。

（二）癫痫青少年至成人成功过渡的影响因素

1. 青少年癫痫患者本人　多项研究发现，青少年癫痫患者的年龄、认知功能、疾病知识的储备量均与过渡期准备度呈正相关。青少年癫痫患者需要积极参与到自己的治疗计划中，了解自己的疾病，学会如何管理自我、管理药物和癫痫发作。但部分青少年癫痫患者过多地依赖父母，不愿意承担相关责任，导致其参与自身健康管理的主动性下降。青少年癫痫患者常伴有多种共患病，包括认知障碍或 ID、语言障碍、ADHD、孤独症谱系障碍（Autism Spectrum Disorders，ASD）等，这些共患病会限制患者融入社会与自我管理的能力，阻

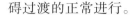

碍过渡的正常进行。

2. 家庭成员　家庭是青少年的重要支持系统，调查显示，主干家庭由于隔代长辈过度保护，一定程度上限制青少年癫痫患者自我管理能力；流动家庭中由于监护人精力不足或认知受限，缺乏对其自我照护适时引导；家庭结构不健全或家庭关系紧张易导致其交往能力障碍，社会角色单一，影响过渡期自我照护的参与。同时，父母对儿科医疗专业人员有强烈的依恋感，对成人医疗专业人员缺乏了解与信任，担心成人医疗专业人员不了解孩子的病情，导致孩子得不到良好的照护，因此不愿与其建立联系。

3. 医疗系统　过渡期服务在临床实施过程中，常常存在儿童和成人就诊环境不同、问诊风格不同、缺乏沟通和协调等相关问题。过渡给医疗行为提供者之间的协调带来了挑战，明确责任对于防止青少年患者在过渡中"迷失"至关重要。至今，良好过渡被视为医生、护士、社会工作者和其他在儿科和成人环境中工作人员之间的共同责任。若成人医院与儿童医院间缺乏合作，成人医疗专业人员难以获得患者在儿童医院时的完整病历，不能准确详细了解患者的发病经过、诊疗、护理过程等，缺乏对患者合并症的了解，就会给转移后治疗方案的制订造成困难。

4. 社会　癫痫青少年至成人过渡阶段，也是逐渐走向社会的阶段。加强公众、家庭和学校对癫痫疾病的了解有助于保障患者稳定的心理状态和社会生活能力。现阶段大众仍然缺乏对癫痫疾病的了解，使癫痫患者遭受嘲笑、欺凌和孤立，导致其衍生病耻感、限制自我活动、减少社会参与，严重影响其身心健康、自我效能及社会发展。

三、癫痫青少年至成人过渡期服务临床实践

青少年癫痫患者随着年龄增长，会面临更多问题，需逐渐过渡至成人医疗机构继续诊治。过渡过程中，患者需完成从以父母为中心到以个人中心的转变，

缺乏过渡或过渡不良可能会导致成年期癫痫控制不佳、癫痫猝死风险增高、社会孤立问题增加等情况发生。而有效的过渡期服务可以提高青少年癫痫患者的疾病知识水平和自我管理能力，减轻焦虑，改善患者的教育和职业结局。

（一）过渡早期

癫痫青少年的过渡应该尽早开始，并与残疾程度相匹配。为便于过渡计划的实施更有针对性，可将癫痫患者大致分为"癫痫伴正常智力或仅轻度学习障碍组"和"癫痫伴中重度智力障碍组"，两组患者都可能有严重的共患病。

1. 引入过渡概念　神经系统疾病的青少年患者常伴有合并症及多种社会心理问题，青少年癫痫患者过渡期需求复杂多样，导致其无法实现顺利向成人过渡，因此对过渡期进行规划管理势在必行。过渡不仅单纯指从儿童医疗机构转至成人医疗机构，还包括从以家庭为中心的管理转向以个人为中心的管理，以及心理、社会、身体的过渡。2019 年，卡姆菲尔德（Camfield）等根据过渡的目标，结合癫痫疾病的特异性，提出了癫痫青少年到成人过渡期护理的 3 个重要目标：①为患者提供有关癫痫的相关教育。②帮助患者学会承担个人责任。③告知患者并帮助其适应生活方式的变化，帮助其建立与其他人的持续亲密关系。

美国过渡共识声明建议，在青少年 12~14 岁时与其讨论过渡的相关政策，向青少年患者及家庭引入过渡的概念及意义，介绍相关过渡评估工具、过渡费用、相关过渡护理计划等，帮助青少年患者及家庭建立过渡准备的意识及信心。

2. 确定患者及其父母的过渡准备情况　适当的身体和心理准备对于过渡期至关重要。2017 年安大略癫痫小组在青少年癫痫患者向成人过渡建议中提出在 16~17 岁时使用"过渡自检清单"。清单包含 2 个版本，分别是青少年版本和父母版本，用于评价儿童及其父母过渡期的准备情况。青少年过渡期的准备情况清单可由患者填写，包括 24 个条目，当患者存在认知障碍时，也可由患者父母填写，包括 16 个条目，如"我可以描述我的健康状况，并向他人解释我的医疗需求""我知道什么因素诱发我的癫痫发作，并知道如何避免接触诱因"

等。父母过渡期的准备情况包含 9 个条目，如"我正在和我的孩子一起执行过渡计划""我有信心教会孩子自我调适相关的技能""我和我的孩子谈论职业生涯规划""他/她的健康状况会对此产生的影响"等。对于每一个条目分别从"我不知道""我正准备去学习""我已经开始这样做了""我一直是这样做的""这并不适合我" 5 个层次作出回答。该清单条目简单、用时短，从患者及照顾者 2 个方面更全面地评估了癫痫患者的过渡期准备情况。"准备清单"可帮助评估和改善患者对其健康状况的了解，从而促进医疗过渡。

3. 青少年癫痫患者的共患病管理　2021 年国际抗癫痫联盟（International League Against Epilepsy，ILAE）发布的一项问卷调查显示，在全球 67 个国家的 445 名神经科和癫痫专科医生中，87% 的医生认为共患病管理是癫痫治疗不可或缺的一部分。在任何年龄阶段，癫痫共患病的负担常常超过癫痫发作本身。在青少年癫痫患者的共患病中性功能障碍和骨骼健康是值得关注的问题，但相比而言，神经精神共患病更为常见。在过渡期年龄，管理好 ADHD、焦虑症和抑郁症对成年后良好的生活质量至关重要，如果未及时确诊和正确治疗，将会增加成年后患严重精神疾病的风险。另外，认知功能损害、睡眠障碍、抽动障碍、学习障碍、偏头痛均是青少年癫痫患者常见的共患病，其中部分共患病也可以相互影响导致发病。因此，在癫痫青少年过渡到成人护理中，及时筛查、早期识别、规范治疗共患病是非常重要的。

4. 健康教育准备

（1）药物管理：过渡管理人员应帮助患者及家庭照顾者充分认识抗癫痫发作药物相关不良反应并进行有效管理，可以预防或减少不良反应的发生，提高患者的整体管理水平。不仅要对药物使用做好管理，还需要做好记录，以便存档随青少年癫痫患者一起转介至成人医疗系统。

（2）治疗饮食管理：生酮饮食（Ketogenic Diets，KD）是一种高脂肪、低碳水化合物和低蛋白，对难治性癫痫患者有效且耐受良好的治疗饮食。过渡管理人员应包括营养师在内，其在过渡管理阶段可帮助患者和家庭照顾者了解生酮饮食的种类、不良反应及并发症。向患者和家庭照顾者讲解 KD 的不良反应包括脱水、低血糖、嗜睡、代谢性酸中毒、便秘、腹泻、呕吐和腹痛等，避免患者和家庭照顾者产生恐惧或者抗拒心理。同时告知骨质疏松是 KD 的最常见并发症之一，需要家庭照顾者关注骨骼改变，做好定期检查。

（3）应对癫痫发作：急性癫痫发作（Acute Seizure，AS）是儿童最常见的神经系统急症之一，包括儿童癫痫丛集性发作、癫痫持续状态等，可能导致死亡、即刻并发症、认知行为障碍或复杂性癫痫，及时有效的急救干预和照护对患者预后至关重要。过渡管理人员应向患者和家庭介绍急性癫痫发作行动计划（Acute Seizure Action Plans，ASAP），ASAP 主体框架内容包括 4 个部分。第 1 部分为患者和家庭基本情况，包括患者特定状况描述，如癫痫类型、基本健康状况、家庭结构、家庭住址、紧急联系方式（如专科医生和家庭成员电话）等。第 2 部分为不同风险级别急性发作症状的识别，包括该患者可能出现的不同发作症状和频率描述，或者出现先兆发作、丛集性发作、癫痫持续状态等标志性发作的辨识。第 3 部分为急性发作的处置指引，根据患者不同风险级别表现，指引家庭照顾者进行相应的急救步骤和照护程序。第 4 部分为其他事项，罗列提示信息，如患者药物常放置的位置，患者发作后可能出现的危险行为等，以及该行动计划实施后需要完成的记录。帮助患者做好过渡期准备阶段癫痫疾病的院外发作管理，可帮助患者建立独立管理疾病的信心和期望。

（4）睡眠管理：癫痫儿童睡眠障碍的患病率较高，不仅会导致患者认知功能和行为受损，甚至会产生焦虑、抑郁等情绪问题。因此，对癫痫患者进行睡眠管理和监测是过渡期准备的主要内容之一，医疗专业人员掌握疾病病史和体格检查结果，可采用睡眠日记和睡眠记录仪联合应用对癫痫患者进行睡眠监测记录，以便进行治疗，帮助患者保持良好的睡眠，如合理安排白天和夜间的就寝时间，避免在睡前剧烈运动，睡前尽量不饮用高热量饮料，营造有助于放松

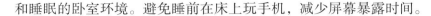

和睡眠的卧室环境。避免睡前在床上玩手机，减少屏幕暴露时间。

（5）帮助建立良好社交关系。

（6）鼓励社会生活和走向成人独立。

5. 识别和解决智力正常的青少年癫痫患者过渡失败的危险因素

（1）服药依从性问题：尽管大多数青少年癫痫患者称他们知道如何遵医嘱服药，但35%~55%的患者依从性不佳。主要的原因是忘记服药、未携带药物、药物副作用和一些"社会问题"。

（2）意外怀孕风险：与健康女性相比，伴活动性或非活动性癫痫病史的女性意外怀孕的风险增加。美国神经病学学会建议，一旦患有癫痫的年轻女性达到生育年龄，应该重视避孕、抗癫痫药物致畸性等生育相关问题，做好相关的指导与宣教。

（3）抑郁、焦虑和其他精神疾病：青少年癫痫患者可能伴发焦虑、依赖、社交孤立和自卑。伴正常智力或仅轻度学习障碍的患者发生抑郁和焦虑的风险仍然高于同龄的普通人群。这种情绪的变化可能是抗癫痫发作药物副作用，也可能是其他精神疾病如精神分裂症和双相情感障碍在青少年时期发病。然而，青少年癫痫患者很少常规地进行精神疾病筛查、诊断和治疗。鉴于这种精神疾病可能一开始不会出现，也可能因癫痫频繁发作而被掩盖，因此建议在过渡期间对青少年癫痫患者进行至少3次心理社会问题的筛查：①青春期早期（12~14岁）；②过渡前约1年；③在转介到成人医疗的1年之内。

6. 识别和解决智力障碍的青少年癫痫患者过渡失败的危险因素

（1）在成人医疗机构中无法进行最优的诊断检测：大多数成人医院医疗专业人员不熟悉如何与无法配合检测的患者相处。伴中重度智力障碍的青少年癫痫患者由于检测的不配合而导致无法选择最优的诊断检测和治疗方案。对于伴中重度智力障碍的青少年癫痫患者若存在癫痫未控制、发作症状有变化、异常行为等应该考虑在患者离开儿科系统之前，进行脑电图的再评估。对于需要复查头部核磁共振的患者也建议在离开儿科系统之前完成检查。

（2）成人神经科医生对儿童癫痫综合征不熟悉：成人神经科医生可能缺乏处理小儿癫痫综合征的必要知识，导致过渡变得相对困难。例如，在诊断和治疗由于大脑皮层发育畸形、癫痫性脑病和与遗传相关癫痫综合征所致癫痫时，在信心和水平上与儿科神经科医生相比有显著差异，特别在处理癫痫伴中重度智力障碍和／或癫痫伴 ASD 的患者时更缺乏信心。因此，在过渡过程中建议拟定详细的医疗总结和转诊病例。

（3）癫痫伴中重度智力障碍患者筛查工具：通常情况下，中重度智力障碍癫痫患者残疾程度没有特定的测试。一些适应性功能测试，如 Vineland 适应性测试行为量表或适应行为评估系统可用于测定中重度智力障碍癫痫患者残疾类型，但需要经过培训的工作人员来使用这些筛查工具。可根据残疾程度协助其申请进一步的社会和经济支持。

7. 过渡需求评估　在过渡早期除了要对患者过渡期准备水平进行评估，还应对患者过渡需求进行评估，以便制订个性化过渡准备干预措施，患者在过渡准备阶段常在心理、就业、教育、适应儿童与成人医疗环境差异等方面有不同的需求。采用《青少年癫痫患者过渡需求问卷》对处于过渡阶段的青少年癫痫患者进行调查，该问卷基于青少年及青年过渡准备的社会生态模型和马斯洛需求层次理论构建而成，包括 6 个维度 35 个条目：疾病知识（6 个条目）、药物知识（5 个条目）、医疗资源与环境（7 个条目）、心理支持（4 个条目）、社会关心（3 个条目）、日常生活指导（10 个条目）。条目及维度较好地体现了青少年癫痫患者的过渡需求，问卷具有较好的信效度。

8. 费用情况　国外研究显示，青少年癫痫患者的急诊科费用及非计划住院费用极高，未进行癫痫过渡期准备的癫痫患者的平均医疗费用比已进行过渡准备和控制治疗的患者费用更高。在过渡阶段，可以向家属介绍进行过渡准备的经济效益、对降低医疗成本的有效性。了解家庭医保、经济条件、是否有经济

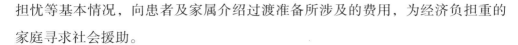

担忧等基本情况，向患者及家属介绍过渡准备所涉及的费用，为经济负担重的家庭寻求社会援助。

（二）过渡中期

1. 确保过渡计划实施和评估　在过渡准备中期阶段，过渡管理人员应根据过渡准备干预计划采取干预措施，确保多学科合作人员之间沟通顺畅，提升多学科合作的积极性和协调性，改善患者过渡体验，节约医疗专业人员时间，提高干预计划效能。同时，定期对计划的实施效果进行评估和调整，确保过渡干预护理的连续性。

2. 随访患者和家庭照顾者　定期对患者的疾病治疗情况、病情变化、社会支持情况、学习情况、心理和情绪情况进行评估反馈，随时根据患者和家庭照顾者情况调整计划的实施和干预策略。同时，不间断评估患者过渡期准备水平，确保患者在成长到转介年龄时具备良好的过渡准备水平，以期实现真正意义上的成功过渡。

（三）过渡转移交接

1. 转移前准备　在过渡准备阶段，向青少年癫痫患者及其家属介绍过渡团队成员，帮助其与成人医疗系统的医生建立联系，获取成人医院地址、成人医生常规门诊日期和地点等，建立患者和成人医生之间良好的信任关系。同时，向青少年癫痫患者及其家属介绍儿科和成人医疗的差异，儿科诊疗提供以家庭为中心的医疗服务，健康宣教及诊疗决策制订通常面向家庭照顾者，在成人医疗系统中，医疗专业人员更倾向于患者承担更多的疾病管理责任，让患者在诊疗决策中占据更多的决策比重。在正式过渡之前，要完成对青少年癫痫患者的系列过渡准备情况评估，制订过渡工具包，其中应包括癫痫疾病完整病史、患者过渡准备评估结果、各项生理心理检查评估结果（脑电图、影像学、血液检查结果、基因检查结果、血药浓度检测情况、社会心理评估结果等）、癫痫发作应急计划、获得社会社区财政支持情况、家庭支持情况、特殊情况说明、成人医疗就诊方式或链接等。完整的过渡工具包应当在青少年向成人正式过渡时转交给成人医疗系统，帮助成人医生快速了解基本情况，为后续治疗及护理提供参考、帮助。

2. 过渡转介　MDT共同制订个性化的过渡护理计划，以满足青少年癫痫患者及其家属在过渡转移阶段的多方面需求。年龄并不能作为唯一过渡转移的标准，需根据青少年癫痫患者及其家属过渡准备水平、心理情绪及疾病稳定情况寻找转介时机，由于部分癫痫患者伴有智力认知方面缺陷，转介到成人的时机往往会延迟。同时，在转介阶段，过渡团队应及时识别和解决导致过渡失败的危险因素，如青少年癫痫患者及其家属对儿科系统的依赖性、成人神经科医生对儿科癫痫综合征不熟悉及癫痫诊断发生变化等。同时，确保儿科和成人医疗部门之间保持顺畅的信息沟通渠道，如开发癫痫青少年过渡期健康照护信息平台，保证电子病例、医疗保健信息、过渡准备问卷评估和神经心理学评估结果等在各医疗系统之间相互对接，促进患者的健康数据在各相关医疗系统之间更缜密、完整、有效的收集和传递，增加儿科和成人医疗部门之间过渡的协调性，有利于及时评估和治疗，安排专业人员关注追踪过渡情况，及时向过渡团队反馈，并调整过渡计划。

（四）过渡期实践的效果评价

1. 过渡期准备干预结局评价　过渡期准备干预结局评价是评价过渡成功与否的首要标准。评估患者是否已经获得了足够的健康教育、生活技能培训和心理支持，是否能适应成人医疗服务。

2. 健康相关指标评价　包括患者的癫痫控制情况、药物治疗的依从性、急诊就诊次数和患者的生活质量等。如果这些指标都呈现出积极的趋势，说明患者已经成功过渡到成人医疗。

3. 经济效益评价　过渡期服务可能会带来一定的经济成本，但长远来看，成功的过渡可以减少患者的医疗费用，提高他们的工作能力和社会适应力，从

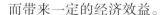

而带来一定的经济效益。

4. 家长和患者满意度评价　可以通过问卷调查、访谈等方式，了解患者和家长对过渡期服务的满意程度和他们的需求是否得到了满足。

四、癫痫青少年至成人过渡期服务实践的启示

（一）科研方面

医疗过渡方案的建立和维持是青少年癫痫患者从儿童到成人医疗保健系统转变的一大难点。目前，国外关于过渡期准备的研究已取得初步成效，我国学者多采用横断面的现况研究及质性研究，了解青少年癫痫患者及其父母、儿科和成人医疗专业人员等对于过渡期准备的参与意愿、开展方式等方面的观点，但缺乏干预性相关研究的尝试。因此，今后科研需要重点关注过渡期相关研究成果在国内慢性病患者中的适用性，结合我国慢性疾病儿童特点、家庭功能、卫生保健系统服务能力等因素，开展临床干预和随访研究，促进患者从儿科向成人医疗顺利过渡。另外，可以进一步研制出适合我国文化和医疗背景的过渡期准备特异性较强的评测工具，从而准确地评估癫痫青少年的过渡期准备情况。

（二）临床方面

1. 了解青少年癫痫患者的心理需求　在过渡过程中，随着医疗环境的改变，患者容易产生不适感，从而影响患者顺利过渡和疾病治疗。儿科和成人医疗专业人员在治疗和管理青少年癫痫患者时，除了药物治疗，还应关注患者过渡期的情绪变化和心理需求，向患者提供专业的心理支持和社会适应训练，共同为患者提供情感支持，以帮助他们建立自信和应对挑战。

2. 发挥神经内科专科护士的关键作用　神经内科专科护士作为青少年癫痫患者过渡期的关键角色，能够在癫痫患者过渡期提供协调作用，同时充当桥梁作用，及时反馈患者情况，能够给予患者前瞻性的信息支持及后续护理问题的协调管理。护理管理者可制订与过渡期相关的培训计划，明确神经内科护士在

过渡早、中、后期的角色和职责，促使其做好协调者、教育者、引导者与促进者的工作。同时，可通过健康管理手册、建立公众号等方式加强青少年癫痫患者及其监护人对过渡期的关注。进一步探索癫痫青少年过渡的模式，为良好的过渡提供支持。

3. 提供社会支持　社会的理解和支持对于青少年癫痫患者的康复和发展至关重要，医疗专业人员应及时了解过渡期患者相关信息，关注患者和家庭照顾者在过渡期过程中的心理变化和调适情况，提供心理辅导、社会资助、职业培训等援助。同时可以向社会开展癫痫相关的宣传教育活动，促进家庭、学校、社会等对癫痫的正确认知，以帮助患者及其家属应对癫痫带来的挑战。

（三）教学方面

1. 对过渡期青少年癫痫患者进行疾病相关的教育培训　对青少年癫痫患者及其家庭照顾者提供培训，及时评估患者过渡期准备的需求及对疾病自我管理的态度，根据患者年龄阶段及接受能力，为其提供针对性的教育培训，制订疾病照护、社会支持等干预课程；对家庭照顾者提供角色引导、照护技能等培训，帮助患者顺利完成过渡。

2. 为医疗专业人员及社会工作人员提供培训　儿科护理过渡到成人护理之前，医疗机构应为儿科及成人医疗专业人员开展过渡期护理相关教育培训，帮助医疗专业人员应对患者在过渡过程中可能发生的病情改变。

（李双子　　陈文劲）

第四节

1 型糖尿病青少年至成人医疗过渡期服务实践

一、概述

1 型糖尿病（Type 1 Diabetes Mellitus，T1DM）是一种由于自身免疫 β 细胞破坏，导致胰岛素绝对缺乏的终身性慢性疾病，多见于儿童和青少年。国际糖尿病联盟（International Diabetes Federation，IDF）发布的《全球糖尿病地图（第10 版）》显示，截至 2021 年，全球约有 120 万例儿童和青少年患有 T1DM，其中一半以上在 15 岁以下，而我国儿童和青少年 T1DM 患者高居全球第四。在我国，一般医院儿科临床就诊的年龄范围为 0~14 岁，随着越来越多患有 T1DM 的青少年步入成年，他们需要从儿科向成人医疗过渡，以便继续进行疾病管理和健康促进。

在这一时期，青少年 T1DM 患者逐渐从以家庭为中心的管理过渡到以个人为中心的管理，需要在独立管理疾病方面承担越来越多的责任，以及发展自我管理和独立决策的能力。同时青少年向成年的过渡，涉及身体、心理和社会的多重转变。研究表明，过渡期是青少年 T1DM 患者血糖控制不佳、脱离医疗服务、发生心理健康问题和并发症的高风险时期。然而，大多数青少年 T1DM 患者向成人医疗转移前自我管理和自我倡导方面技能准备不足，无法应对过渡过程和适应成人医疗系统。适当的过渡准备有助于指导和跟踪个性化干预，以促进患者教育和技能发展。因此，如何促使青少年 T1DM 患者从儿科向成人医疗顺利过渡十分重要。

（一）过渡期不良可能导致严重后果

如果青少年 T1DM 患者无法应对从儿科向成人医疗的过渡过程和适应成人医疗系统，可能会导致严重后果。青少年 T1DM 患者在过渡期常出现治疗依从性较差、脱离医疗服务、血糖控制不佳、急性和慢性并发症发生率高、糖尿病相关住院率高以及心理健康问题等。研究表明，由于缺乏过渡期护理，约 65%处于过渡期的患者至少产生一种不良健康后果。

1. 治疗依从性下降　一项回顾性纵向研究结果显示，处于过渡期的青少年 T1DM 患者随着时间推移，每年的随访频率稳步下降。多项研究表明，大多数青少年 T1DM 最后一次儿科就诊与首次成人科就诊间隔时间超过 6 个月，较长的护理间隔将导致转移后血糖控制恶化、急诊就诊和住院率增加。

2. 急慢性并发症发生率增加　有研究表明，青少年 T1DM 最后一次儿科就诊与首次成人科就诊护理间隔时间超过 365 天与糖尿病酮症酸中毒（Diabetic Ketoa-cidosis，DKA）和死亡风险增加相关。卡佩伦（Kapellen）等研究结果显示，青少年 T1DM 患者过渡期因 DKA 和严重低血糖住院治疗的频率增加了一倍，且护理间隔时间超过 1 年的青少年 T1DM 患者视网膜病变发生率增加了 5 倍以上。

3. 经济负担增加　青少年 T1DM 患者向成人医疗过渡不良，造成较长的护理间隔，导致血糖控制恶化、急慢性并发症的发生率升高，这不仅会增加患者的生理痛苦，严重影响患者的生活质量，更是大大增加了家庭的经济负担以及社会保障负担和医疗成本。

4. 心理问题　青少年 T1DM 患者向成人医疗的过渡是一个脆弱性的时期，对该群体来说是一个具有挑战性和高风险的时期。青少年 T1DM 患者需要承担多重责任以及面临外地求学、就业、恋爱结婚等相互竞争的生活优先事项。患者的多重新责任和相互竞争的生活优先事项是导致不坚持治疗的原因，以及在糖尿病管理中缺乏承担更多责任的准备。研究表明，青少年 T1DM 患者过渡期间心理健康问题（包括抑郁症、焦虑症、糖尿病相关痛苦和饮食失调等）很常见。研究指出，心理健康问题与过渡前较高的糖化血红蛋白（Glycosylated Hemoglobin, HbA1c）和过渡期间糖尿病相关住院率的增加有关。此外，处于过渡期的大多数亚洲糖尿病青少年患者血糖控制不理想，且在过渡到成人医疗后，持续焦虑与高血糖有关。因此，临床医疗专业人员需要特别关注处于过渡期的青少年 T1DM 患者，提供护理支持，帮助其平稳过渡，改善患者健康结局，提高患者生活质量。

（二）患者的迫切需求

1. 心理、生理发展的变化　青少年期是生理和心理发展的关键时期。在这个阶段，患者经历许多生理变化，同时也可能面临心理挑战，如自我认同的建立、独立性的发展等。T1DM 患者在这个时期需要特别关注，以确保他们能够有效地管理疾病，理解并适应他们身体和心理的变化。在一项质性访谈中患者表示从儿科向成人医疗转移前需要培养自主性且清晰了解自身病情，希望医疗专业人员提供疾病管理的知识、技能相关信息资源，为过渡做好准备。因此转移前需要做好青少年 T1DM 患者的心理准备，给予及时的心理指导和情感支持，甚至得到社会生活有关的实用建议。

2. 自我管理的培养　过渡期服务有助于培养青少年患者对糖尿病的自我管理能力。在这个过程中，医疗团队可以帮助患者学会更独立地管理血糖水平、药物管理、饮食和运动等方面的事务。这种自我管理的培养有助于其在成年后更好地掌握疾病管理的责任。

因此，从儿科向成人医疗的过渡，无论是从临床就诊、社会心理，还是从疾病自我管理方面，患者都有迫切的需求。

（三）提高服务质量的客观要求

目前临床医疗专业人员对青少年 T1DM 患者过渡期所面临的挑战和新的责任缺乏理解和认识，未特别区分过渡期和非过渡期青少年 T1DM 患者，而儿童和成人糖尿病医疗团队的健康教育重点仍停留于疾病管理上，忽视了相关的过渡评估与教育，不利于帮助青少年 T1DM 患者树立疾病管理和社会生活的信心。

1. 连续性的医疗关怀 过渡期服务可以确保患者在医疗体系之间实现平稳的过渡，避免因转移而导致的医疗缝隙。这有助于维持患者的医疗记录，确保医疗团队了解患者的历史、状况和特殊需求，从而提供更为个性化的医疗关怀。

2. 社会支持的延续 过渡期服务还可以确保社会支持的延续。在儿科时期，患者可能依赖于家庭和学校等社会支持系统。通过过渡期服务，可以帮助患者建立新的社会支持网络，包括成人医疗团队、糖尿病支持组织等，以应对成年后可能面临的挑战。

二、1型糖尿病青少年至成人过渡期服务实践国内外开展现状

国外针对处于过渡期的青少年 T1DM 患者的干预性研究起步较早，已取得初步成效。主要包括开展过渡期教育、提供过渡期心理社会支持、设立专员进行过渡期护理协调、开设多学科联合的过渡诊所 / 门诊等。目前为止，国内关于青少年 T1DM 过渡期护理的研究仍相对较少，且尚停留于理论层面，未见相关干预性研究。

（一）开展过渡期教育

美国的"让我们赋权并做好准备（Let's Empower and Prepare，LEAP）"过渡计划包括量身定制的疾病教育、病例管理、小组教育课程等，成功促进青少年 T1DM 患者向成人护理的过渡，改善血糖控制、低血糖和社会心理健康，保持临床随访率。梅尔塞（Mercè）等开展了针对从儿科中心转移的 T1DM 患者的医疗保健和治疗教育计划（Healthcare and Therapeutic Education Program，HTEP），包括首次临床教育访问、同质群体课程、访视和评估四个结构化阶段，结果表明 TEP 改善了患者的代谢控制参数。

（二）提供过渡期心理社会支持

马科维茨（Markowitz）等对 T1DM 患者实施了由专业人员领导的支持小

组干预，旨在为其提供点对点的社会支持。讨论主题包括向成人护理过渡、管理日常生活中的糖尿病和相关情绪负担的策略，参与者表现出血糖改善、自我报告的糖尿病负担减少以及糖尿病相关的自我护理行为的增加。韦森伯格（Weigensberg）等对正在向成人医疗过渡的青少年 T1DM 患者开展了一项基于自决理论的综合群体心理行为干预——"糖尿病赋权理事会"，包括基于本土社区做法的"理事会"进程、减压引导图像、叙事医学模式、简单仪式和其他综合方式。患者表示有利于减少感知压力和抑郁，增加总体幸福感，干预具有高度可行性。

（三）设立专员进行过渡期护理协调

有研究者开展了系统导航服务"Maestro 计划"，其中患者导航员的作用主要是与年轻人保持电话和电子邮件联系，以提供支持和帮助识别获得医疗服务的障碍，结果显示该计划帮助过渡到成人医疗的青少年 T1DM 患者降低了第一年的护理失访率。加拿大开展了一项为期 18 个月的青少年 T1DM 患者结构化过渡的多中心随机对照试验，结果显示由经过认证的糖尿病教育工作者作为过渡期协调员提供的过渡支持与增加患者门诊就诊率、提高对护理的满意度和减少糖尿病相关苦恼有关，但这些益处在干预完成 12 个月后没有持续。布塔利亚（Butalia）等研究显示，过渡期协调员使用通信技术干预改善了 T1DM 过渡青年的临床就诊率，且简单易用的通信技术提高了干预的可持续性和可转移性。澳大利亚一项结构化过渡计划中过渡期协调员的服务内容主要包括向青少年 T1DM 患者提供其联系方式、成人服务的详细信息，有关服务和信息的网站，使用标准化模板和正式推荐信提供个人糖尿病保健信息，并提供标准化电话沟通支持。结果显示，参与者的成人糖尿病服务就诊频率不是最理想的，但其在成人护理中的保留率很高。怀特（White）等学者开展了一项随机对照研究，评估预约管理干预对过渡后期就诊率和失访率的影响。预约经理充当青少年 T1DM 患者与相关成人医疗诊所的联络点，在 1 周内进行电话提醒，在每次预约就诊的 48 小时内发送短信提醒，并提供个性化的过渡时间表，详细说明相关成人诊所的信息。结果显示预约管理干预在转移至成人医疗后 0~12 个月并没有显著影响，但在 12~24 个月内产生了积极影响。

（四）开设多学科联合的过渡诊所/门诊

青少年 T1DM 患者的过渡涉及儿童和成人两个医疗系统，最佳的过渡期护理需要采取多学科团队合作的方式以促进患者平稳过渡。阿加瓦尔（Agarwal）等在美国一家综合成人糖尿病中心设立了儿科到成人糖尿病过渡门诊（PADTC），该门诊具有改善血糖控制、自我监测血糖频率和就诊次数的潜力，具有高度可接受性。爱尔兰针对青少年 T1DM 患者开办了新的过渡诊所，由儿童和成人糖尿病小组的成员组成，大多数青少年表示在参加过渡诊所后，对转入成人医疗接受成人护理更有信心。以色列一家成人医疗中心设立了一个由儿童和成人内分泌科服务提供者组成的多学科团队 T1DM 过渡门诊，可以促进青少年 T1DM 患者达到良好的血糖控制和就诊率。

三、1 型糖尿病青少年至成人过渡期服务临床实践

（一）一般原则

向 1 型糖尿病青少年至成人医疗过渡期提供服务实践是为了提高患者疾病自我管理能力和过渡准备度，确保糖尿病护理的连续性，提高患者参与成人糖尿病护理活动的积极性，改善患者的健康结局，提高其生活质量。

1. 实践机构 建议服务实践的机构是儿童医院的内分泌科或综合医院的儿科、综合医院的内分泌科。

2. 实施者 组建以过渡期协调员为主导的多学科医疗团队，为青少年 T1DM 患者提供该实践服务。过渡期协调员资质建议符合以下任意一条即可：糖尿病专科护士；有 5 年以上内分泌科临床护理工作经验，并护理 T1DM 患者 50 例以上。

多学科团队的工作内容如下。

（1）儿童内分泌科过渡期协调员：负责过渡准备期和护理转移期护理内容的实施，并作为患者和团队成员间的纽带，监督、协调并提供基于患者需求的过渡支持和资源。

（2）儿童内分泌科医生：负责过渡准备期患者的检查与治疗，提供专业信息支持，护理转移期与儿童内分泌科过渡期协调员共同撰写转诊的医疗总结。

（3）儿科营养师：过渡准备期为患者饮食管理提供专业指导。

（4）儿科心理咨询师：过渡准备期为患者提供心理健康服务和资源支持。

（5）成人内分泌科过渡期协调员：护理转移期与儿童内分泌科过渡期协调员进行合作，为患者首次就诊提供有效支持，并负责过渡后期护理内容的实施，促进患者适应并积极参与成人糖尿病护理活动。

（6）成人内分泌科医生：护理转移期与成人内分泌科过渡期协调员共同审查儿科记录的医疗总结，负责过渡后期患者的检查与治疗，提供专业信息支持。

（7）成人科营养师：过渡后期为患者饮食管理提供专业指导。

（8）成人科心理咨询师：过渡后期为患者提供心理健康服务。

3. 服务实践时限　将具体护理时限定于从儿科向成人医疗转移前1年（9岁）至转移后1年（18岁）为止，贯穿儿科的过渡准备、儿科与成人科护理转移及转移至成人医疗后三个护理阶段，并将至关重要的过渡准备阶段细化分为早期、中期和晚期，确保糖尿病护理的连续性。

（1）过渡准备期：转移前1年（9岁）—过渡准备早期（转移前9~12个月）—过渡准备中期（转移前5~8个月）—过渡准备晚期（转移前1~4个月）。

（2）护理转移期：最后一次儿科就诊至首次访问综合医院的内分泌科。

（3）过渡后期：转移至综合医院的内分泌科后1年（18岁）。

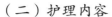
（二）护理内容

1. 过渡准备期

（1）过渡准备早期。

综合评估：人口学资料（包括性别、年龄、文化程度、宗教信仰、体重指数、医疗保险类型、家庭经济负担等）、一般健康状况（包括糖尿病慢性并发症情况、牙齿和口腔、血脂、血压、吸烟和饮酒状况等）、成熟度（包括身体、认知、心理和社会多方面），可采用心理社会成熟度（PSM）量表（Form D）进行评估。心理社会状况包括饮食失调（包括禁食、贪食）、情感障碍（焦虑、抑郁）、社会关系（家庭关系、家庭压力、学校环境）等，可采用糖尿病进食问题调查问卷 – 修订版（DEPS–R）、焦虑自评量表（SAS）、抑郁自评量表（SDS）等进行评估。还需要评估患者对疾病自我管理的知识、能力和信心，可采用 Harris 的糖尿病自我管理评估工具（DSMP）或中文版青少年 1 型糖尿病自我管理量表（SMOD–A）。

制订过渡准备计划：儿童内分泌科过渡期协调员与患者及其家庭照顾者讨论过渡准备，介绍将在大约 1 年后进行过渡的想法，依据评估结果共同制订过渡准备计划，确定目前存在的问题以及过渡早、中、晚期的目标，患者和儿童内分泌科过渡期协调员各保留一份文档。

健康教育：向患者讲解糖尿病的个人意义，并确定糖尿病护理任务中青少年的角色和责任；讲解糖尿病自我管理知识和技能，包括血糖监测及规范记录、用药（胰岛素和胰岛素泵管理）、饮食及碳水化合物计数、体育活动、并发症预防及筛查（肾病、高血压、视网膜病变、神经病变、血脂异常）、紧急事件（低血糖 / 高血糖）的处理和复查、皮肤护理，与最新的糖尿病护理实践和技术保持同步，包括持续血糖监测系统、闭环系统等使用注意事项；讲解避孕、性传播疾病的预防、酒精或药物的使用、吸烟和驾驶等问题与糖尿病的相互影响；讲解特殊情况的处理，包括外出就餐、聚会、旅游、生病、应对中考 / 高考特殊时期的管理。

支持性护理干预：应用适当的沟通技巧与患者讨论青春期情绪起伏、生活压力源（包括学习和社交等）及解决方式，帮助其树立信心，必要时提供心理健康和营养转诊资源；提供咨询的途径（如开设线上咨询平台／定期组织线下学习讲座），与患者及其家庭照顾者讨论他们关系的动态变化（包括亲子关系和疾病管理中扮演角色），提供相关应对策略，指导家庭照顾者为患者提供恰当且持续的家庭支持；提供同伴支持（如建立同伴互助交流群、组织线下病友座谈会）。

监测和评价：建立过渡患者信息登记表或数据库以监测患者过渡进程，并提供患者随访提醒、预约安排等；评价并记录过渡准备早期护理目标实现情况（主要为糖尿病护理的知识、技能掌握情况、自我管理的责任意识和信心的具备情况），对于未完全实现的目标，提供个体化的随访服务（至少每2个月一次），强化教育指导，及时更新过渡患者信息登记表或数据库。

（2）过渡准备中期。

评估和更新过渡准备计划：每次随访时进行健康状况（糖尿病控制、血压、吸烟和饮酒状况）、心理社会状况、过渡需求（疾病相关知识、过渡相关信息）、心理情感需求、社会需求（社会支持、社会生活方面指导）等评估，根据评估结果更新过渡准备计划。

教育、指导与咨询：告知儿科和成人护理系统之间的差异，包括由家庭照顾者做出大部分健康选择的儿科护理模式转变为青少年自己做出健康选择的成人护理模式、糖尿病护理某些方面可能发生的变化（如血糖控制目标、并发症筛查、医院结构、获得服务的机会等）；指导如何独自预约挂号、就诊（包括就诊时需携带的物品如血糖监测日志、咨询问题），培养患者沟通和自我决策的能力；关注患者的情绪健康，与患者讨论生活安排中（学校住宿／独居）即将发生的变化，提供基于需求的指导和转诊资源支持。

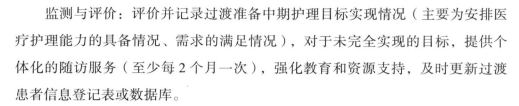

监测与评价：评价并记录过渡准备中期护理目标实现情况（主要为安排医疗护理能力的具备情况、需求的满足情况），对于未完全实现的目标，提供个体化的随访服务（至少每2个月一次），强化教育和资源支持，及时更新过渡患者信息登记表或数据库。

（3）过渡准备晚期。

评估和制订转移计划：每次随访时进行健康状况、心理社会状况、过渡需求、糖尿病自我管理技能评估，根据评估结果更新过渡准备计划；评估患者转移后首次就诊时的期望（可能的医疗团队成员、保密/家庭照顾者参与等），制订转移计划，包括预期的综合医院、转移时间（选择在最后一次儿科就诊的3~4个月内）、转移方式、患者首次就诊方式等。

教育、指导与咨询：告知保持足够的药物及其他必备物品，防止出现治疗中断；提醒患者了解医保变更（如少儿医保、学生医保、成人医保），可向社保局咨询了解疾病报销信息，指导购买商业医疗保险的患者向相关保险公司人员了解当前医疗保险覆盖范围；解答患者自我管理过程中的疑问，提供随时指导与资源支持。

监测与评价：评价并记录过渡准备晚期护理目标实现情况（主要为过渡准备情况），可采用青少年获得过渡准备评估（Got Transition TM Readiness Assessment for Youth）、医疗专业人员对患者技能的评估清单（Provider Assessment of Patient Skill Set）等评估工具记录患者过渡准备情况，针对未得分的条目进行个体化强化宣教，确保患者做好过渡准备，及时更新过渡患者信息登记表或数据库；根据患者过渡准备情况，与患者及其家庭照顾者沟通确定最后一次儿科就诊时间并提供患者随访提醒和预约安排。

2. 护理转移期

沟通与协调：最后一次儿科就诊时，提供综合医院内分泌科的有关信息，如地理位置、交通问题、成人内分泌科过渡期协调员的联系方式、预约途径等；

协助儿童内分泌科医生准备一份书面的医疗总结，包括目前存在的问题、所使用的药物、糖尿病自我管理技能评估、既往血糖控制情况、糖尿病相关的合并症、心理健康、营养问题及建议和一份包含正式转移时间的转诊信；与成人内分泌科过渡期协调员进行沟通，有效交接医疗总结和转诊信（电子邮件／面对面／构建网络平台），并与成人内分泌科过渡期协调员共同协调，协助安排患者与成人糖尿病医疗团队首次见面（如条件允许，可组织开展过渡介绍会议、联合门诊等）；患者首次就诊时，成人内分泌科过渡期协调员应欢迎患者，自我介绍并帮助其熟悉环境、护理模式及团队成员，建立良好的信任关系；成人糖尿病医疗团队与患者共同审查儿科记录的医疗总结，更新检查记录，积极解答患者的常见问题，并告知持续随访的护理计划（第一次随访安排在首次就诊后1个月）。

监测与评价：进行后续评价，更新过渡患者信息登记表或数据库，筛选所有未能定期与成人糖尿病医疗团队见面的患者并进行跟踪，分析原因，提供明确的再转介指导和帮助；与已转介的患者取得联系并明确有关过渡过程的反馈，根据需要为其提供咨询服务。

3. 过渡后期

综合评估：基本情况，如个人信息、医疗保险等；自我管理行为，可采用中文版1型糖尿病行为评定量表（DBRS）进行评估；心理社会、家庭和认知因素，可采用患者对忧虑、关注和负担的自我评估表进行评估；评估护理需求、临床就诊需求（包括对成人糖尿病服务的期望）、心理社会需求和教育需求等。

制订过渡护理计划：依据评估结果制订过渡护理计划，并在实施过程中动态更新，患者和成人内分泌科过渡期协调员各保留一份文档。

健康教育：采用设定目标策略，识别患者自我管理中的障碍，对其进行目标设定教育；教育内容包括碳水化合物计数和胰岛素推注行为管理、胰岛素泵及血糖仪设备检测及故障处理、健康生活方式指导、符合患者发展需求的生殖

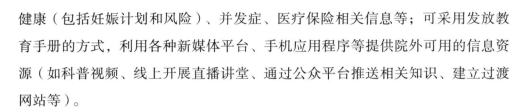

健康（包括妊娠计划和风险）、并发症、医疗保险相关信息等；可采用发放教育手册的方式，利用各种新媒体平台、手机应用程序等提供院外可用的信息资源（如科普视频、线上开展直播讲堂、通过公众平台推送相关知识、建立过渡网站等）。

支持性护理干预：提供营养转诊资源，协助成人科营养师制订个体化的饮食计划，帮助患者体重管理；提供心理支持，增强沟通，关注患者的精神心理状态，倾听其困扰与担忧，必要时转诊给成人科心理咨询师进行监测及治疗；提供社会支持，对患者人际关系中关于疾病的管理和沟通提供指导与帮助，鼓励患者参加社交活动，尊重患者关于家庭照顾者参与疾病管理的意愿，引导家庭照顾者正确参与，提供更好的家庭支持；组织同伴互助活动（如组织成功过渡病友榜样故事分享），提供交流的平台；提供预约安排和患者提醒服务，帮助患者复诊时预约同一专家，增设周六周日看诊时间。

随访和评价：建立过渡患者随访档案，每 3 个月进行远程（电话 / 微信 / 互联网）随访。建立评价指标，包括自我效能和自我管理能力、生活质量、糖尿病困扰、患者满意度、门诊出勤率、急性并发症住院率等。影响 HbA1C 的因素比较多，不列入成功过渡的评价指标。

（三）护理实践效果评价

1. 建立效果评价制度 制订过渡制度和流程图，建立有效评价反馈制度。为从儿科向成人医疗过渡的青少年 T1DM 患者制订统一、规范的护理实践标准或流程，及时沟通改进过渡服务过程中的问题，从而达到逐步完善青少年 T1DM 患者整合医疗服务体系的目的，最终促进青少年 T1DM 患者从儿科向成人医疗顺利过渡。

2. 反应模式评价 ①过程指标，包括掌握糖尿病护理的知识和技能、增强自我管理责任意识和信心、具备安排医疗护理能力、与成人医疗获得联系。②结果指标，包括自我管理能力、患者满意度、定期门诊出勤率、急性并发症住院率。

四、1型糖尿病青少年至成人过渡期服务实践的启示

（一）科研方面

目前国外已广泛开展了对青少年 T1DM 患者过渡期的研究，但专业组织关于过渡期护理干预的建议缺乏证据，主要是基于专业意见的共识。虽然国内王美娟等已初步构建出青少年 T1DM 患者过渡期护理方案，但鉴于过渡期在青少年 T1DM 患者管理中的关键性和脆弱性，有必要借鉴现有的研究证据，结合我国国情，通过临床实践来验证护理方案的可行性。另外，成人糖尿病医疗团队需特别关注过渡后的 T1DM 患者，对该年龄段特有的问题给予针对性的解决方案。

（二）临床方面

1. 制订过渡制度及流程，搭建过渡护理重叠平台 对于青少年 T1DM 患者，从以儿童为中心向以成人为中心的医疗系统过渡过程是关键而又脆弱的，该过渡期护理需要患者、家庭照顾者、儿科和成人医疗服务提供者等的多方协作。而临床实际中由于缺乏时间和人力资源，在制订过渡护理计划和流程方面会面临困难，因此需要儿童和成人医疗机构制订相关过渡制度、流程并开展针对专业人员的教育培训计划，使其明确自己的角色和职责，了解影响青少年成功过渡的相关因素，为青少年 T1DM 患者及家庭照顾者提供有效的过渡支持。

理想的过渡护理系统包括儿科和成人护理之间的重叠。过渡时期儿科和成人护理的重叠被认为是过渡护理提供的最佳方法。开设专门的过渡护理门诊，建立过渡患者随访系统，由过渡护理协调员建立过渡档案，提供预约安排、短信自动提醒、在线咨询等功能性服务；建设医疗共享信息平台，实现医疗过渡信息共享。不仅有利于儿童和成人医疗团队间的合作，同时有利于医疗专业人员跟踪随访患者，促进护理的连续性，从而实现过渡期的护理重叠。

2. 充分发挥糖尿病专科护士在过渡护理中的角色作用 糖尿病专科护士作为糖尿病管理领域的专业人才，具备糖尿病专业管理、专业技能、沟通与健康教育、临床判断、健康咨询等核心能力。在青少年 T1DM 患者过渡过程中，糖

尿病专科护士可以通过教育培训、健康咨询等方式，提高青少年 T1DM 患者的自我管理和决策能力，并引导家庭照顾者适当参与患者的疾病自我管理，使患者及其家庭照顾者均做好过渡准备。同时，糖尿病专科护士可以作为过渡协调者参与跨专业护理协调，确保儿科和成人医疗团队间的有效沟通和信息传递。此外，糖尿病专科护士具备对青少年 T1DM 患者的心理健康进行评估筛查和提供支持的能力，并可以为青少年 T1DM 患者提供持续的随访和咨询等服务。因此，糖尿病专科护士是我国青少年 T1DM 患者过渡期护理的理想实践者。

（三）教学方面

成人医疗提供者对青少年 T1DM 患者在过渡时期所面临的挑战和新的责任缺乏理解和认识。调查显示，美国儿科医疗机构中有 68% 的医疗提供者没有接受过过渡护理的介绍或培训。国内医疗机构对该群体向成人医疗过渡时期关注很少，仍处于探索阶段，缺乏关于适当的过渡护理的知识和培训。建议相关医疗机构探索优化过渡护理培训方案，筛选有资质的过渡期协调员并对其开展相关培训（包括过渡护理的概念、过渡护理的意义、过渡护理程序等）。糖尿病专科护士作为最佳过渡期的实践者，在糖尿病专科护士培训中拓展教学元素、方法和实践范围等，为糖尿病患者获得全面系统的护理提供保障。

（潘红英　姚慧岚）

第五节

幼年特发性关节炎青少年至成人医疗过渡期服务实践

一、概述

幼年特发性关节炎（Juvenile Idiopathic Arthritis，JIA）为儿童时期最常见的风湿性疾病，也是儿童常见慢性疾病之一，据报道发病率约为 7/10 万~401/10 万。根据国际风湿病学联盟（International League of Associations for Rheumatology，ILAR）的定义，JIA 是指 16 岁以下儿童持续 6 周以上的原因不明的关节炎。该病以关节病变为主，可伴有全身多系统受累，常持续至成人期，是儿童和青少年致残和失明的重要原因。近年来，随着生物制剂及小分子靶向药物的使用，JIA 的中短期疗效得到明显提升，但远期预后仍呈现慢性、反复状态，约 58% 的 JIA 成年患者不符合疾病缓解标准，严重者会明显影响 JIA 患者及其家庭照顾者的社会活动能力和生活质量。

在 JIA 的治疗和延续性护理工作中，患者疾病状态是否稳定，关节功能能否得到有效维护，疼痛症状能否有效缓解，有无合并其他系统严重并发症，与患者是否能够接受连贯的、规范的专科随访和专科用药密切相关。因此，该群体从儿科治疗阶段及时、顺利、有效地过渡至成人治疗阶段意义重大。已有证据表明，建立在个性化、结构化基础上的过渡期护理服务计划或方案，不仅可以改善风湿性疾病青少年的临床症状和生活质量，提高其护理满意度、疾病知识掌握度和用药依从性，还能够降低其急诊就诊率和失访率。

二、幼年特发性关节炎医疗过渡期服务实践国内外开展现状

目前，针对 JIA 青少年至成人期的医疗过渡期服务实践，国内尚未见相关报道。欧美国家于 20 世纪初即开始开展青少年慢性疾病过渡期服务的相关研究和实践，风湿性疾病由于其病程长、易反复，对用药治疗规范性要求高，是被重点关注和研究的领域之一。但是，不同国家和地区对风湿性疾病过渡期服务的实践形式和内涵均不统一，服务水平存在巨大差距，过渡期转移成功率差异大。不同医疗机构的规模、医疗机构之间的专业衔接程度，医疗专业人员过渡期服务管理意识和水平、对青少年和年轻成人（Adolescents and Young Adults，AYA）过渡需求的关注程度，以及青少年患者和家庭照顾者对疾病的认知程度、疾病稳定状态和治疗效果等，都是风湿性疾病青少年和年轻成人患者能否成功获得过渡的重要影响因素。关于 JIA 患者过渡期服务的研究和报道，目前主要集中在以下 2 个领域。

（一） JIA 医疗过渡期服务准备度

青少年 JIA 患者的医疗过渡期准备度评估可以采用普适性慢性疾病青少年过渡期评估工具，如过渡期问卷（Transition-Q）、过渡期准备评估问卷（Transition Readiness Assessment Questionnaire，TRAQ）、自我管理技能评估指南（Self-Management Skills Assessment Guide，SMSAG）等（详见第四章第一节）。

麦科尔（McColl）等于 2021 年使用 Transition-Q 量表调查了 70 名 14~20 岁的风湿性疾病青少年和年轻成人过渡期准备度，其中包括 JIA 患者 61 例（87.1%），儿童期系统性红斑狼疮（Childhood-onset Systemic Lupus Erythematosus，cSLE）患者 7 例（12.9%）。结果显示青少年风湿性疾病患者过渡期准备度会随着年龄的增长而提高，但在相同年龄段的患者群体中，Transition-Q 得分存在显著差异，表明有必要采用不同的、个性化的干预方法来提高同一年龄段中患者的自我管理技能。

基蒂苏特（Kittivisuit）等于 2021 年使用 TRAQ 量表调查了 111 名 15~20

岁的风湿性疾病青少年和年轻成人患者过渡期准备度，其中包括 JIA 患者 54 例（48.6%），cSLE 患者 39 例（35.1%），其他青少年风湿性疾病患者 18 例（16.3%）。研究结果表明，能够独立就诊的患者相对能获得更高的 TRAQ 分数，而处于疾病非活动期的患者，或主要依赖家庭照顾者进行就诊的患者，则过渡期准备度分数较低；风湿病医生和家庭照顾者应主动将患者转移到成人医疗机构，主要是需要鼓励患者发展自我管理技能。

加拿大多伦多大学儿童医院风湿病科施皮格尔（Spiegel）团队于 2021 年开发和验证了风湿病成年患者准备度（Readiness for Adult Care in Rheumatology，RACER）评估量表，旨在评估 JIA 青少年向成人医疗过渡期的相关技能的准备度。该量表主要围绕 JIA 患者的自我管理能力进行测评，包括 6 个维度 32 项条目：①疾病一般知识（General Knowledge）8 项。②药物相关知识（Medication Knowledge）3 项。③成人期生活规划（Planning for Adult Life）5 项。④管理个人健康状况（Managing Your Health Condition）6 项。⑤表达个人观点（Standing Up for Yourself）6 项。⑥应对成人医疗系统（Knowing How to Get Around the Healthcare System）4 项。其中，疾病一般知识和药物相关知识的回答采用"是"或"否"，药物相关知识中有一个"不适用"选项。其他维度均采用 Likert 四级评分法，从"我不知道怎么做，但我想学"到"我总是在需要的时候这样做"分为 4 个等级，总分 0~100 分，分数越高，过渡期准备程度越高。该量表的 Cronbach's α 为 0.63~0.92，重测信度为 0.83。RACER 量表也可用于识别具有过渡期风险的青少年 JIA 患者，以便对这个群体实施有针对性的护理支持和干预。据报道，在儿童风湿性疾病领域中，该量表是目前唯一针对青少年 JIA 患者的过渡期准备度评估工具。

（二）JIA 医疗过渡期服务实践流程

虽然越来越多的专业人员认识到慢性疾病青少年和年轻成人患者从儿科到成人过渡期服务的重要性，但是青少年患者接受全面的过渡期咨询和服务的比例仍然比较低。美国一项全国儿童健康调查报告显示，只有 18% 的 12~17 岁青少年接受了过渡期护理综合服务。泰国一项针对风湿性疾病青少年过渡期准备情况的横断面调查结果显示，仅约 16.2% 的患者与医疗专业人员讨论过与过渡期服务相关的过程和政策，25.2% 的患者和家庭照顾者担心从儿童过渡到成人医疗环境会存在困难。英国一项多中心调查研究显示，51 个儿科风湿性疾病医疗机构中只有 9 个（18%）设有青少年诊所，仅有 7 家诊所（14%）实施了将青少年患者从儿科诊所转移到成人诊所的标准服务流程。

2010 年 4 月，美国儿童关节炎和风湿病研究联盟（Childhood Arthritis and Rheumatology Research Alliance，CARRA）对加拿大和美国的 288 名儿科风湿病学家进行在线调研，旨在评估北美地区儿童风湿性疾病专业人员的医疗过渡期服务实践情况，了解该地区医疗过渡服务期政策，以及医疗过渡服务实践在实施过程中遇到的各类障碍因素和促进因素。该调查中，共 158 名（55%）联盟专家成员给予回复，结果显示仅有 8% 的医疗机构有书面化的过渡期服务政策，42% 的医疗机构没有书面政策，但有非正式的、简化的过渡期服务实践流程。调查结果也表明，北美地区在儿童风湿性疾病过渡服务方面的培训时间、资源投入等方面均有待加强，标准化政策和流程亦有待完善。

2016 年 4 月，欧洲儿童风湿病国际试验组织（Pediatric Rheumatology International Trials Organisation，PRINTO）协作中心开展了一项大规模多中心研究，调查对象为 25 个欧盟国家和地区的 276 名儿童风湿病学家，其中 22 个国家和地区的 121 名专家（44%）回应并参与了该项目。该调研的目的是评估欧洲不同国家和地区的风湿性疾病儿童和青少年向成人医疗过渡服务实践的开展状况和可用资源。结果显示，仅 23.9% 的医疗机构有书面化的过渡期服务实践政策，46.2% 的医疗机构没有书面化政策指导，医疗专业人员仅依据相对标准的、非正式的流程开展风湿性疾病青少年医疗过渡期服务实践活动。

基于 PRINTO 的调研结果，为了优化欧盟各国医疗过渡服务管理流程，改善青少年风湿性疾病患者的就诊体验和治疗结局，欧洲抗风湿病联盟（European League Against Rheumatism，EULAR）于 2016 年 11 月以专家共识的形式，提出了针对青少年风湿性疾病患者和家庭照顾者的过渡期服务和护理流程的标准和建议。该共识主要用于指导提高医疗过渡期服务发展水平，衡量医疗过渡期服务的结局质量，并供风湿性疾病青少年和年轻成人患者组织使用，以提高患者群体对过渡期护理服务的期望。具体内容包括以下 12 个方面。

（1）青少年风湿性疾病患者需要获得高质量的、多学科协作的医疗过渡期服务，专业人员、患者及其家庭照顾者应通力合作，以保证该需求得到满足。

（2）过渡期护理服务进程应尽早开始，在青春期早期或青春期疾病确诊后即可启动。

（3）在过渡期护理服务过程中，青少年风湿性疾病患者及其家庭照顾者、护理人员以及儿科医生和成人医生之间必须进行直接沟通。在过渡前和过渡后，儿科和成人风湿病医生团队之间也应该有直接的信息沟通。

（4）青少年风湿性疾病患者的过渡期护理服务过程和进展情况，应详细记录在医疗档案中；患者及其家庭照顾者应共同参与制订过渡服务方案或计划。

（5）风湿性疾病过渡期护理服务（包括儿童和成人），必须有书面的、经过知情同意的规章制度和流程，且应该定期更新。

（6）应该有明确的、书面形式的文件，描述多学科团队和成员参与过渡期护理服务实践的过程。多学科团队中，应包括一名特定的过渡期服务协调员。

（7）过渡期护理服务必须以青少年风湿性疾病患者为中心，服务内容应该与青少年的生长发育水平相适应，并能反映其生长发育过程的特殊性、复杂性。

（8）必须有过渡期护理服务文件档案。

（9）参与青少年和年轻成人过渡期服务的医疗和护理团队必须接受过相应培训，不仅需要具备对普通疾病青少年患者的护理经验，更需要具备对儿童期起病的青少年风湿性疾病患者的护理经验。

（10）必须提供专用的资金和资源，为青少年风湿性疾病患者过渡进入成人治疗阶段提供足够安全的、连贯的保障。

（11）需要有一个可以免费访问的信息平台，且该平台可提供过渡期护理服务相关的建议、标准和资源。

（12）需要不断完善以循证为基础的理论和实践，以提高青少年风湿性疾病患者的过渡期护理服务质量。

三、幼年特发性关节炎青少年至成人过渡期服务临床实践

（一）DON't RETARD 项目简介

1.项目实践步骤　比利时鲁汶大学医院儿科的希德莱森（Hilderson）等于 2013 年 7 月为 JIA 青少年创立了 DON't RETARD 项目，即优化青少年风湿性疾病转移和过渡项目，旨在为 JIA 患者和家庭照顾者过渡期服务提供初步框架与方案内容。该项目构建的 JIA 过渡期服务方案共包括 5 个步骤，具体如下。

（1）与过渡期协调员（Transition Coordinator，TC）的第一次见面。

第一步发生在儿科门诊随访期间，持续时间约 30~40 分钟。儿科风湿病医生向青少年 JIA 患者（14~16 岁）和家庭照顾者介绍 TC，并解释过渡期服务计划。见面时，TC 向患者和家庭照顾者提供管理日记（即一本册子），包括患者自我报告症状量表、门诊就诊预约方法等，还有关于 JIA 药物使用和管理的相关信息，以及一份指导 JIA 患者运动锻炼的光盘。在 TC 指导下，患者和家庭照顾者观看关于 JIA 及预后的相关视频资料。患者有可能在父母不在场的情况下就诊，医疗团队会高度鼓励他们这种独立就医的行为。此外，医疗团队也会安排他们与 TC 第二次见面的时间。在此之前，TC 会保持电话畅通，随时回答 JIA 患者和家庭照顾者们有关过渡期服务计划的相关问题。

（2）与 TC 的第二次见面。

第二步在 6 个月后进行。在这次随访过程中，TC 会和 JIA 患者及其家庭照

顾者讨论患者的生理和心理健康变化情况。TC 会评估并处理患者的疲劳状态和疼痛状况，了解患者是否出现人际交往方面的问题等，并回答与 JIA 疾病症状和药物使用相关的问题。JIA 患者和家庭照顾者会收到一个关于成人风湿性疾病项目的文件夹，包括该项目秘书的联系方式，成人医疗机构风湿病医生联系方式，以及成人门诊预约方法等相关的信息。这次的见面时间大约持续 30 分钟。

（3）青少年及家庭照顾者资讯日活动。

第三步是青少年 JIA 患者和家庭照顾者会被邀请参加资讯日活动。在这个活动中，所有第二次到 TC 处随访的患者都被邀请到一起。资讯日活动包括 2 个相对独立的活动方案，活动对象分别为青少年 JIA 患者和他们的主要家庭照顾者。患者活动以 TC 和儿科风湿病医生的简介开始，然后青少年 JIA 患者可以参加多种形式的活动，与同龄 JIA 患者见面，在成人门诊参加介绍会，与成人风湿病医生和专科护士会面，并参加慢性疾病患者心理问题研讨。最后一个环节是烹饪培训班，在这个活动中，青少年 JIA 患者会为自己和父母准备一顿晚餐。这使他们能够在非正式的环境中与同龄人交往。为主要家庭照顾者提供的活动方案类似。家长们可以在咨询日活动中推选代表，以集中表达他们对孩子向成年医疗阶段过渡的担忧。成人门诊会进行一次迎新活动，家长们与成人风湿病医生和专科护士在这里见面，并参加一个关于青少年慢性病患者发展心理问题的讲座。正式活动结束后，患者和家庭主要照顾者共享由孩子们准备的晚餐。资讯日活动从 14：00 持续至 18：30，在过渡服务方案推进期间举办 2 次。每次资讯日活动大约有 15 个家庭参与。

（4）制订过渡服务转移计划。

第四步是 TC 根据前期与青少年 JIA 患者和家庭照顾者的沟通内容，制订个性化的过渡服务实践计划。该过渡服务计划是在将患者从儿童医疗机构过渡转介到成人风湿病医疗机构之前制订的，是以国际儿童和青少年功能、残疾和健康分类（International Classification of Functioning, Disability and Health for

Children and Youth，ICF-CY）的编码结构为基础。此外，该服务计划不仅将患者的疾病状态视为医学或生理功能障碍，还会考虑这种状态会对患者的社会心理发展方面产生的影响，由关注疾病病因转移到关注疾病的预后。在本次会面过程中，TC 为每名 JIA 患者制订过渡期服务实践计划，大约需要 30 分钟。

（5）完成实质性的医疗过渡和转移服务。

第五步是实际意义上的过渡和转移。一旦过渡服务转移计划被正式移交给成人医疗机构的风湿病医生，患者即被认为正式转诊到成人医疗服务阶段。在这个阶段，成人风湿性疾病项目的医生与 TC、患者和家庭照顾者一起参加见面会。TC 更侧重于患者和家庭照顾者在健康行为和用药管理方面的指导和教育。在本次门诊随访期间，青少年 JIA 患者和家庭照顾者被正式"移交"给成人风湿病医生。这个环节大约持续 20 分钟。

DON't RETARD 项目方案共包括 8 个关键组成部分，分别在上述 5 个步骤中的一个或多个步骤中得到落实：①应配备过渡期协调员。②应提供 JIA 疾病知识和药物管理、健康行为等相关培训和教育。③应保持联系途径畅通。④应提供成人风湿病医疗机构的相关信息和联系方式。⑤应对家庭照顾者进行教育和指导。⑥儿科医疗服务团队和成人医疗服务团队应直接沟通。⑦应制订过渡期服务转移计划。⑧完成儿童至成人风湿病医疗机构的实质性转移。

2. 项目实践效果　希德莱森（Hilderson）团队于 2015 年 8 月报道了 DON't RETARD 项目对青少年 JIA 患者和家庭照顾者的干预效果。该研究设计涉及多个方向和维度：①对参与过渡期服务计划的患者和家庭照顾者进行临床结局指标的纵向追踪。②对过渡期服务计划干预组患者与常规护理照护组患者进行了横向对比。③对参与过渡期服务计划的青少年和家庭照顾者进行了质性访谈。结果显示，参与过 DON't RETARD 项目的青少年 JIA 患者，其生理—心理学效应指标、风湿性疾病特异性健康评估指标均有明显提高，其生活质量、家庭养育环境和家庭照顾者养育行为也有显著改善。该研究使用的主要量性研究工具见表 5.3。

表 5.3 DON't RETARD 项目干预结果评价主要使用的研究工具

评估内容	研究工具	评估对象	评分方法
健康状况	儿童生活质量量表（Pediatric Quality of Life Inventory，PedsQL 4.0）通用核心量表 儿童生活质量量表（Paediatric Quality of Life Inventory，PedsQL 3.0）风湿病模块	患者和家庭照顾者	得分范围从 0 分到 100 分，得分越高表示患者健康状况越好
疲劳程度	多维疲劳量表（Multidimensional Fatigue Inventory，MFI-20）	患者	得分范围从 4 分到 20 分，分数越高表明患者疲劳程度越高
机体功能状态	儿童健康评估问卷（Childhood Health Assessment Questionnaire，CHAQ）	患者	得分从 0 分（功能状态良好）到 3 分（功能状态差）
家庭养育环境和养育行为评价	促进独立性量表（Promotion Independence Scale，PI）	家庭照顾者	分数越高，越能促进患者的独立性
	自我管理支持量表（Autonomy Support Scale）	家庭照顾者	分数越高，表明对患者的自我管理支持程度越高
	家长管教量表（Parental Regulation Scale，PRS），修订为家长自我报告	家庭照顾者	得分越高表明家长行为控制程度越强
	心理控制量表（Psychological Control Scale，PCS），修订为家长自我报告	家庭照顾者	分数越高表明家长心理控制程度越强
疾病相关知识	修订版患者知识调查表（Modified Patient Knowledge Questionnaire）	患者	分数从 0 分到 100 分，分数越高表示患者对疾病相关知识掌握越好

（二）基于《医疗保健过渡 3.0 的六个核心要素》的过渡服务实践案例

Got Transition 是美国国家医疗保健转移（Health care transition，HCT）资源中心，是美国促进青少年健康联盟的一个项目。该中心制订的《医疗保健过渡 3.0 的六个核心要素》（Six Core Elements of Health Care Transition 3.0）提供了基于证据的管理工具，目的是帮助青少年慢性病患者实现医疗过渡和转移（详见第二章第一节）。美国杜克大学医学中心风湿病学儿科部的萨丹（Sadun）等

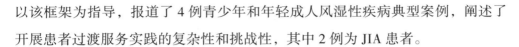

以该框架为指导，报道了 4 例青少年和年轻成人风湿性疾病典型案例，阐述了开展患者过渡服务实践的复杂性和挑战性，其中 2 例为 JIA 患者。

1. 案例内容

案例一：一名 14 岁女孩，在 18 个月时即被诊断为 JIA，并发双侧葡萄膜炎。目前正在接受阿达木单抗皮下注射和每周口服甲氨蝶呤的治疗。在常规的儿科风湿病门诊随访时，这名患者大部分时间都在看手机，而她的母亲则向儿科医生汇报她最近的病情变化，并提出一些相关问题。为了评估这位患者对自己疾病知识的了解程度，儿科风湿病医生请家长暂时离开了诊室。这位患者知道她自己患有关节炎，也知道"我的眼睛也有问题"，并说"我每个星期五需要吃很多口服药，每隔一个星期五需要打一次针"。但是这位患者不知道她所使用的药物的具体名称，因为平时都是她的母亲在管理这些药物。在医生的进一步询问下，这名患者透露她在过去的 6 个月里经常有性生活。尽管她长期服用了甲氨蝶呤，但仅"有时使用了避孕套"。

案例二：一位患有 JIA 的 21 岁年轻女性，拨打了儿童医院的服务电话，向值班的儿科风湿病医生咨询病情。她的口服药物甲氨蝶呤已经吃完了，需要开具处方再次购买。儿科风湿病医生已经 9 个月没见过她了。在最后一次就诊时，儿科医生已经和她讨论了转诊到成人风湿病医疗机构的事项。据这名患者所述，几个月前她曾去了一个新的成人风湿病医疗机构，但后来决定不再去这个机构继续进行随访，因为她不喜欢那位新医生。当时在成人医疗机构就诊时，她的母亲也在场，并表示希望女儿能"留在儿科"，因为成人风湿病医生想在"不了解她女儿病史"的情况下改变患者服用的药物，而且患者和她的母亲都感觉在成人医院就诊"很匆忙"。

2. 案例启示

（1）应早期启动过渡服务程序。应该在青春期早期（12~16 岁）向患者和家庭照顾者提供过渡服务。这样不仅可以给患者提供足够的发展自我管理能力的时间，促进家庭赋权（Family-centered Empowerment）的发生和发展（详见第二章第四节），还能够为他们提供充足的从儿科医疗机构过渡到成人医疗机构的缓冲期。

（2）为青少年和年轻成人患者及其家庭照顾者提供疾病相关健康教育。在幼年期被确诊的儿童进入青春期时，他们的认知能力、理解能力和行为能力已经发生了巨大变化。儿科风湿病医生和专科护士可以通过一对一或者小组会议的形式为患者提供更深层次的、更符合其认知水平的健康教育内容。例如，口服甲氨蝶呤的副作用和注意事项，居家注射生物制剂的方法和要点。小组会议不仅可以为患者们提供与同患有风湿病的同龄人见面的机会，还能促进患者的家庭照顾者们建立关系并相互学习。

（3）鼓励患者在正式完成过渡前尝试独立就诊。独立就诊可以帮助青少年慢性病患者发展自我管理技能，提高其独立提问和回答问题的能力，从而提高他们治疗的依从性。此外，当家庭照顾者不在诊室时，青少年患者可能会更有勇气透露与医疗护理相关的重要的生活或社会活动细节。这个过程不仅有利于患者体验成人和儿科医疗机构之间的差异，也有利于促进青少年和年轻成人患者逐渐与成人医疗机构建立信任、融洽的关系，避免发生过渡成功后的"反弹"现象。

（4）评估患者和家庭照顾者的过渡准备度，并设定自我管理目标。青春期早期是提高患者自我管理能力的关键时期。对青少年和年轻成人患者进行过渡期准备能力评估之后，即可开始对其进行自我管理能力的引导和培养。目前常用的过渡期准备评估工具，大多数适用于慢性疾病患者（详见第四章第一节），也可以通过 RACER 量表或 Transition-Q 量表进行更具专科性的过渡期准备度评估。同时，医疗专业人员可以在多个时间点进行动态追踪，以评价患者自我管理能力的持续变化和发展。

（5）过渡转移前后的直接沟通。理想情况下，儿科和成人风湿病医生之间至少应有 2 次直接交流，分别在过渡转移前和过渡转移后；或者在过渡转移服务期间由儿科医生亲自进行转诊，直接将患者及其相关病历档案移交至成人医生。在最后一次儿科风湿病门诊就诊后 3~6 个月，儿科医生应与成人医生再次沟通，确保患者已在成人风湿病门诊定期随访，并已制订了可持续的随访计划。这种直接的、连贯的沟通可以确保青少年和年轻成人患者获得最佳治疗结局，还可以建立儿科和成人风湿病医生之间的合作伙伴关系。

四、幼年特发性关节炎青少年至成人过渡期服务实践的启示

目前，对风湿性疾病青少年和年轻成人患者开展医疗过渡服务实践的重要性已经得到普遍认可，关于过渡期准备度评估和过渡服务实践流程，也已有大量文献报道。儿科风湿性疾病的专业人员应该引导 JIA 患者和家庭在青春期早期即启动过渡准备服务，指导青少年及其家庭照顾者学习并采用共享决策管理模式，共同制订过渡期服务计划，逐步提高患者和家庭照顾者的自我管理技能水平，实现青少年 JIA 患者的平稳医疗过渡，帮助其顺利融入成人医疗环境。

但是，目前本领域尚未建立关于过渡服务实践的科学、系统的结局评价指标，以判断青少年 JIA 患者医疗过渡转移是否真正成功；也缺乏高质量、可靠的研究，以衡量各种过渡期服务干预措施的有效性。国内风湿性疾病医疗专业人员，应基于现有研究基础，以循证方法学为指导，探索适合国情的 JIA 患者医疗过渡服务实践模式，制订适合临床实际需求的患者和家庭照顾者的自我管理干预措施，促进青少年 JIA 患者群体的护理和服务质量，最终改善其远期预后和结局。

（魏晓琼）

第六节
肝移植术后青少年至成人医疗过渡期服务实践

一、概述

（一）器官移植基本概况

器官移植是 20 世纪生命医学科学的一项重大进展，被称为 20 世纪人类医学领域的三大进步之一。随着医学的发展和科技的进步，器官移植术为越来越多的终末期器官衰竭患者带来了福音，使疾病得到有效治疗，患者生存率和生活质量也得到了明显的改善。《中国器官移植发展报告（2020）》指出，我国器官捐献、移植数量均居世界第二位，每年约有 1500 名儿童和青少年患者通过接受器官移植手术重获新生。

肝移植（Liver Transplantation）是指由于各种急性或慢性肝病用其他内外科方法无法治愈，预计在短期内（6~12 个月）无法避免死亡者，采用外科手术的方法，切除已经失去功能的病肝，然后把一个有生命活力的健康肝脏植入人体内，挽救濒危患者生命的过程。研究表明，所有终末期肝病的患者均可以通过肝移植延长生命。在儿科领域，儿童肝移植的适应证主要包括：胆汁淤积性肝病、遗传代谢性疾病、暴发性肝功能衰竭、肝脏肿瘤；其他疾病，如病毒性肝炎肝硬化、布加综合征、门脉性肺动脉高压、二次肝移植等。

中国大陆地区儿童肝移植起步较晚，1996 年成功实施第一例儿童肝移植手术。截至 2020 年，我国已成功实施 1179 例儿童肝移植手术，手术量居全球首位。随着肝移植技术水平的不断提升，经过医护患三方协作努力，全球儿童肝移植受者随访时间也逐渐延长。截至 2021 年，中国大陆地区儿童肝移植术后 5

年生存率为 83.6%，大型儿童肝移植中心甚至已超过 90%，达到国际先进水平。

（二）肝移植术后青少年向成人过渡存在的主要问题

研究显示，肝移植患者术后生活质量明显低于健康同龄人，只有 32% 的患者获得了理想的移植物稳定状态（单药免疫抑制剂、移植物生长正常）。缺乏过渡期良好准备是导致这一结局的重要因素。肝移植术后青少年向成人过渡期存在以下问题。

1. 儿童医疗机构与成人医疗机构的差异　儿童医疗机构秉承"以家庭为中心"的服务模式，在治疗和随访过程中多数儿童肝移植中心与患者和家庭建立了亲密关系，个别中心为获得更好的治疗效果甚至采用"一对一"随访模式，导致肝移植患者对儿童医疗机构产生了心理依赖。而成人医疗机构习惯于将患者个人视为第一责任人。因此儿童和成人医疗机构在沟通、随访等模式上存在较大差异。此外，成人医疗机构因接触儿童患者的时间有限，对处于不同年龄阶段的青少年也缺乏相关经验，低估了慢性病对青少年发展的影响程度，缺乏对先天性疾病的治疗经验和青少年慢性病患者的照护管理经验，导致沟通方法欠妥。这些因素导致成人医疗机构与患者信息交流不顺畅，儿童医疗机构过多参与儿童患者的自我管理，这些都不利于患者自我管理技能的培养，不利于患者与成人医疗机构建立较为融洽的医疗关系。

2. 治疗依从性降低　随着年龄增长，青春期是青少年慢性病患者治疗不依从的高风险时期。青春期是青少年心理和生理逐渐趋于成熟的过渡阶段，是人生观、价值观形成的关键时期，有一定的自我判断能力，但缺乏自控能力，容易受到周围环境的影响，遇到困难后的自我解决能力也欠缺。加之肝移植术后青少年害怕同伴发现自己的不同，容易产生自卑心理，会刻意隐瞒自己的疾病，而导致相关的治疗依从性降低。研究显示，肝移植术后青少年不遵守治疗方案的发生率为 17%~76%。而过渡期准备不足更会促进肝移植青少年受者治疗依从性降低，增加排斥反应、移植物功能丧失和病死的风险。而肝移植术后部分患者会出现不同程度的精神障碍状态，甚至被诊断为精神疾病，会直接导致门诊随访率下降。因此，在进入社会前如何培养肝移植术后青少年转换心态，正确对待疾病，从而提高治疗依从性，进而促进相关治疗护理知识的掌握，提升承担健康管理的责任心，以保证饮食和环境安全、正规服药与治疗、应急处理等，都成为医疗机构、肝移植家庭、学校和社会亟须解决的问题。

3. 家庭依赖不利于肝移植术后青少年过渡准备能力的培养　目前，肝移植儿童术后生活主要依赖于家庭照顾者，由其安排生活起居以及治疗，如服药、随访、饮食、消毒隔离等。中国式教育导致家长放手较晚，加之疾病原因，肝移植儿童自我管理的训练相对较晚。另外，部分肝移植儿童因需长期住院治疗导致与社会脱离，缺乏正常儿童的生活与学习，缺少与社会的沟通与交往。随着年龄的增长，当进入青春期，肝移植儿童不得不开始离开家庭环境进入学校，部分甚至需要住校学习，进行群居生活。由于长期由成年人照顾和脱离社会环境等因素导致肝移植术后青少年自我管理准备不足，能力欠缺。

（三）肝移植术后青少年向成人过渡不良导致的严重后果

医疗过渡是否顺利会直接影响患者急诊就诊次数和再入院次数，有效过渡可以降低意外就诊和二次手术的概率，从而降低医疗费用，节约卫生资源。研究显示，近28%的肝移植儿童在过渡到成人医疗系统2年后发生死亡。文献报道，肝移植术后并发症主要为感染、胆道和血管问题、排斥反应等，发病率达到5%~45%。其中，血管并发症发生率为3%~8%，胆道并发症发生率为5%~35%，出血发生率为4%~17%。除手术和围手术期护理质量的影响外，不良过渡也会直接增加以上并发症的发生率。一名美国学者针对31名肝移植手术患者进行调查发现，由于缺乏良好的过渡准备，当患者转移到成人医院后，39%的患者出现了肝功能异常，10%的患者出现了急性排斥反应，19%的患者需要接受新的移植手术评估。而并发症的发生也会提高患者再入院、二次移植的概率，从而增加肝移植家庭以及社会的经济负担。长时间的治疗也容易导致患者心理出现各种问题，不能进行正常的生活、学习与工作，对成年之后的生活将会产生不可估量的影响。

（四）肝移植术后青少年向成人过渡期服务的支持需求

1. 医疗机构支持　针对过渡期的肝移植术后青少年，在顺利过渡前，儿童移植中心除保证正常的随访外，需要制订完善的过渡计划，帮助患者顺利过渡到成人阶段。内容包括：对患者及家庭进行过渡准备培训、考核和评估；教育机构相关知识培训；与成人医疗机构进行有效联动，帮助成人医疗机构快速、准确获取信息，以及帮助双方建立良好的医疗关系；必要时与社会机构进行联系，为该类患者提供有效支持。在没有完成转介前需要儿童移植中心继续保证有效的随访治疗，转介后如患者存在因不信任成人机构而中断或延误治疗时，儿童移植中心应及时介入，直至顺利转介。而成人医疗机构需要与肝移植术后青少年及儿童医疗机构保持有效沟通，尽快帮助肝移植术后青少年适应新的就医模式与环境，在过程中调整治疗随访方式以适应青少年的个人状态和家庭需求。成人医疗机构要配合儿童移植中心与肝移植家庭顺利完成过渡，如了解不同年龄段患者的需求，适应家庭式医疗模式，帮助患者顺利过渡到成人模式。

儿童移植中心对肝移植术后青少年进行过渡准备计划的内容包括：提供详细的关于移植后治疗计划的培训，包括药物管理、定期医疗检查和其他关键医疗步骤；教育患者如何识别和应对可能的并发症，以及何时寻求医疗帮助；强调药物依从性的重要性，包括按时服药、正确剂量和避免自行更改药物方案；关于保持健康生活方式、饮食和药物依从性的教育；就医和保险事宜的教育；协助患者导航医疗体系，包括推荐专业医生、提供信息以解答医疗疑问，同时强调维护完整的医疗记录的重要性。

2. 家庭成员支持　此时的肝移植家庭应配合移植中心共同制订过渡计划，并严格执行，尤其注意做到家庭照顾者有计划地逐步放手，从"管理"角色逐渐过渡到"监督"角色，将治疗的责任逐渐转移到肝移植术后青少年自身，及时向医疗机构反映患者过渡期间存在的问题，以便机构调整过渡计划，帮助患者成功进行角色转变。患者自身应调整心态，积极面对，根据指导严格执行各种过渡计划，保证正常治疗的同时，尽量完成学习或工作任务。需要注意的是，处于过渡期的肝移植术后青少年普遍存在较为严重的心理焦虑，对成人医疗机构和教育机构不信任，对未来的担忧充斥着他们的内心。同时因处于青春期，青少年逐渐发展出强烈的自主感，可能会面临药物管理、形象紊乱、学习能力下降等多重压力，从而导致自尊心降低，对与同龄人差异的不满，对排斥反应和预期寿命的焦虑，以及无法实现学业或职业目标的担忧。通过研究发现，在疾病的治疗过程中，部分患者会产生进食障碍、焦虑、抑郁和创伤后应激障碍等较为严重的心理疾病，而这些问题会进一步降低治疗依从性。因此，家庭成员应更加关注青少年患者的心理需求，并给予及时的支持，必要时帮助患者寻求社会相关机构的支持。同时，家庭照护者应帮助患者了解儿童与成人医疗机构两者之间的差异，并根据差异主动进行调整，以适应成人医疗机构的医疗模式。

3. 学校和社会支持　肝移植术后青少年虽经历着病痛的折磨，但和同龄健康儿童一样拥有学习的权利，无论是患者自身还是肝移植家庭都希望能够与同龄健康儿童一样完成学业，即使在生病期间，也希望能够用特殊方式完成正常学习。因此，完善教育机构教学环境和应急处置能力，提高相关教育工作者对肝移植术后青少年日常防护需求的知识储备度，是提高该类青少年受教育水平的有利措施。必要时，医疗、教育和社会相关机构可联合开设特殊课堂，以防特殊时期教学中断，满足青少年受教育的需求。在这个过程中应鼓励更多社会机构参与，做好医疗机构、家庭和教育机构三方的桥梁。同时，相关政策应对该类人群给予帮扶，例如医保、升学、就业政策的保障等。

二、肝移植术后青少年向成人过渡期服务实践国内外开展现状

肝移植手术的术后并发症多且较复杂，需要长期进行专业随访，以及医护患三方密切配合。由于疾病原因，术后早期需要长时间规范治疗，且长期服用免疫抑制剂对环境要求较为严格，这些原因造成肝移植青少年与社会接触较少，不能同正常人群一样融入社会，导致其心理、社交技巧、自我照护能力等方面存在各种问题。随着年龄逐渐增长，这些问题更加明显，尤其是进入青春期后，如何在正常学习、工作的同时保证有效治疗，如何顺利过渡到成年，如何向成人医疗机构进行转介等，对于肝移植儿童青少年、家庭以及儿童移植中心来说都是巨大的挑战。

在认知方面，国外学者普遍肯定了过渡期准备对肝移植术后青少年的重要性，并对相关领域开展了丰富研究。例如，美国移植学会儿科委员会建议，在转介到成人中心护理之前，儿科移植受者应该证明自己有能力独立管理自己的健康。但是，不同国家和地区对儿童肝移植术后过渡期服务的实践形式和内涵均不统一，服务水平和过渡转移现状差异较大。多项横断面调查研究显示，在向成人医疗机构过渡前，大多数青少年肝移植受者缺乏向医疗专业人员解释自身状况的能力，多数并没有做好准备承担医疗保健责任以及转移到成人卫生保健系统，而正式的过渡计划也并不常见。一项针对美国成人肝病学家的调查显示，41% 的受访者认为其缺乏儿科和青少年医学、移植护理相关培训，表现为对肝移植受者既往医疗及手术史了解不足、对药物滥用的影响及青少年的心理社会需求缺少认知等。比尔哈茨（Bilhartz）等评估了青少年肝移植受者及其家庭照顾者的健康管理责任分配情况，结果显示，青少年肝移植受者对自我管理技能、医疗方案相关知识和医疗保健责任的认知随其实际年龄的增长而增加。美国器官获取和移植网络（Organ Procurement and Transplantation Network，OPTN）经过统计发现，随着年龄增长，青少年不遵守治疗方案的风险也更高。赫尔德曼（Heldman）等认为，对自身疾病和疾病管理的认知有限是青少年肝

移植受者提升过渡期准备水平的主要障碍之一。过渡顺利与否不仅影响着肝移植受者的生理健康，同时也影响着他们的心理健康。劳伦斯（Lawrence）等发现，37.5%的青少年肝移植受者在过渡后被诊断为精神疾病，包括进食障碍、焦虑、抑郁和创伤后应激障碍等，病死的肝移植受者中精神疾病发病率高达67%。米切尔（Mitchell）等调查结果显示，27.8%的青少年肝移植受者在过渡前被诊断为精神疾病，且存在心理问题的肝移植受者在过渡后更有可能延迟门诊就诊或中断随访，导致其临床就诊率下降，进一步降低其治疗依从性。国外多项研究也发现，家庭参与方式对青少年肝移植受者能否顺利过渡也起到重要作用。父母参与承担和青少年独自承担的医疗保健责任间存在动态、个性化的平衡，父母过多参与会导致青少年缺乏过渡动机，可能会阻碍其自我管理技能的发展，父母参与的减少和青少年责任的增加预示着更充分的过渡期准备。此外，家庭成员支持在提高青少年肝移植受者的应对能力方面发挥着重要作用，缺乏家庭支持与用药依从性低等负面结果密切相关。

在干预策略方面，研究显示，应用游戏、移动社交平台、应用程序等信息化技术进行过渡期健康教育，可以有效提升青少年器官移植受者的治疗依从性，促进其健康行为改变。应配备过渡期协调员来主导青少年肝移植受者及其家庭完成过渡，同时加强多学科协作，在医疗保健过渡6个核心要素的基础上制订结构化的管理计划，并通过建立过渡期门诊等方式为肝移植术后青少年提供个性化连续性的指导。

在评估方面，国外学者已开展对肝移植术后青少年向成年过渡期准备度评估的量表研究，例如弗雷德里克斯（Fredericks）等于2010年编制了过渡期准备调查表，用于评估11~20岁青少年肝移植受者的过渡期准备情况，评估内容包括自我管理、演示技巧、心理社会适应、养生知识，分为患者版和父母版。

目前国内尚缺乏针对肝移植术后青少年过渡实践的相关研究，如肝移植受者从青少年至成人过渡期准备的横断面调查，并且未形成统一的过渡期规划，包括针对肝移植术后青少年过渡期准备情况的相关量表。但值得一提的是，越来越多的国内学者、社会人员已经开始关注并致力于开展此研究。

三、肝移植术后青少年向成人过渡期服务临床实践

（一）一般原则

1. 过渡期时间安排　针对肝移植儿童，欧洲肝脏研究协会、美国移植协会等多个组织均推荐 12~14 岁时开始过渡。美国肝病学会儿科肝移植患者长期医学管理实践指南推荐 10~11 岁时开始过渡。美国 Got Transition 项目根据北美小儿胃肠病、肝脏病和营养学会建议指出，儿童肝移植受者的医疗过渡方案 6 个核心要素中目标人群为年龄 ≥ 12 岁，且肝移植术后 6 个月以上的患者。夏皮罗（Shapiro）等也基于 6 个核心要素制订了青少年肝移植受者结构化的过渡期管理计划，在青少年 ≥ 13 岁时进入过渡期。也有研究认为，青少年慢性病患者过渡时机并不应该以年龄为唯一标准，应该综合考虑患者的智力状况、疾病状态、心理成熟度、独立性、自我管理能力以及患者自身的观点和想法。目前国内外学者仍没有较为一致的标准，因此应对肝移植儿童进行动态监测，采用合适的评估工具，当儿童达到一定标准时可开始过渡准备。

2. 过渡期服务时限　目前学术界针对过渡时限也暂无一致性结论。由于政策和医疗保险不同，各国的过渡期结束时间为 16~25 岁。美国 Got Transition 项目针对肝移植患者建议指出过渡早期为 12~14 岁，过渡中期为 14~18 岁，过渡后期为 18~26 岁。部分学者建议儿童肝移植受者在儿童医疗系统最后一次就诊结束后的 3 个月内进行成人医疗系统的首次就诊。因此，应在充分评估青少年达到过渡目标以后才能停止，在此过程中应实时根据青少年个人情况进行动态调整。

3. 过渡期服务实施者　针对实施者，学术界普遍认为为顺利进行肝移植术后青少年青春期至成年过渡，在进行过渡期准备时应进行团队协作，除以儿童移植中心为主导外，还需要青少年、肝移植家庭、教育机构，以及社会团体的

共同参与。儿童移植中心也应建立多学科过渡期准备团队，团队成员包括移植医生、护士、营养师、心理治疗师等，部分学者研究认为应设立过渡期协调员一职，由具有相关专业知识背景的医疗专业人员承担，作为纽带负责各类人员的协调工作。

（二）过渡项目

1. 过渡准备期　在该时期应由移植中心专业人员对青少年及家庭照顾者运用专业量表进行过渡能力评估，根据评估结果制订过渡计划。此期的评估表主要包括以下内容：社会人口学因素、文化因素、资源获取能力、医疗保险、健康状况、健康风险、神经认知水平、智力水平、知识、信念、目标、自我效能、人际关系、心理社会功能、身心成熟度。在充分评估肝移植术后青少年满足开始过渡准备的条件后，儿童移植中心需要与青少年、家庭、教育机构及社会团体协商制订过渡期计划，并确保计划能够顺利实施。此过程中过渡期协调员非常重要，需要充分听取各方意见，汇总、综合，制订个性化的过渡计划。过渡实施前应对青少年、家庭照顾者及教育机构进行相关内容培训和考核，除掌握相关医疗护理知识外，重点还要加强对家庭照顾者如何进行青少年培训的方式进行指导，确保在医疗机构外，青少年能够得到有效的培训，能够掌握相关医疗护理知识，能够逐渐转变到健康负责人的角色上来。必要时教育机构应参与此环节，方式包括现场、视频、发放手册等。

2. 过渡转介期　在转介期，过渡计划协调员需要实时监测肝移植术后青少年状态以及计划执行情况。青少年、家庭照顾者及教育机构等应根据日常反应实时向协调员进行沟通汇报，以保证协调服务者获取第一手资料，并据此动态化调整实施计划。可制订相关记录手册，内容包括过渡计划、指导意见、联系方式、专科情况（进食、服药、活动、学习、就诊、休息、心理状态等）。此手册是过渡期记录的延续，家庭照顾者需要逐渐培养肝移植术后青少年自我记录的良好习惯，同时也要培养肝移植术后青少年根据记录内容实时、正确地将自己的情况汇报给相关医疗机构。医疗机构也可在此手册中填写相关检查结果，以及调整内容。在此过程中，社会相关机构可作为中间纽带，弥补医疗专业人员、家庭照顾者或老师因工作繁忙导致的沟通不及时，定时进行三方随访，帮助青少年、家庭照顾者及老师随时向协调员反应计划实施情况。协调员应注意加强阶段性评估，必要时针对薄弱环节进行巩固性培训。同时，协助肝移植术后青少年开始与成人医疗机构进行联系，包括帮助患者了解成人医疗机构治疗模式，以便尽快适应，将患者相关资料及时交接给成人机构，帮助患者顺利过渡。

3. 过渡后期　此阶段重点在肝移植术后青少年顺利适应成人医疗机构治疗模式，顺利完成所有内容交接后的评估。当患者出现不适应或不信任成人医疗机构导致治疗依从性下降时，儿童移植中心应及时介入，保证治疗不间断。同时加强沟通，直至顺利过渡至成人医疗机构。此期社会机构桥梁作用同样十分重要。此外，这也是家庭照顾者、儿童医疗机构容易产生疲乏的阶段，容易过分信赖肝移植术后青少年，而缺少关注，此期的患者容易产生各种心理问题，造成过渡失败。家庭照顾者应加强与多方的沟通，及时发现问题并促进问题的有效解决。

（三）效果评价

为确定过渡实施计划是否有效，应阶段性评估实施效果，因此应建立针对肝移植术后青少年向成年过渡期的有效评价机制，内容包括实施者、评价工具、评价方法等内容。

1. 实施者　应进行医疗和患方双方评估。医疗方面应由移植中心具有相关专业知识的医疗专业人员进行评价，如设立过渡期协调员一职，可由协调员进行评价。为了解患者最真实的感受，患方尽量由肝移植术后青少年本人进行评价，必要时家庭照顾者参与。

2. 评价工具　目前学术界公认应使用专业的评估量表进行效果评价，针对慢性病过渡期患者能力评估使用的评估量表较多（详见第四章第一节）。美国移植协会强调开发器官移植受者从青少年至成人过渡期准备评估工具的重要性，并开发了适用于各类器官移植青少年患者过渡准备的评估工具，按照年龄分为早、中、晚期3个阶段，包括以质性访谈方式进行的准备评估工具（Readiness Assessment Tool），可以快速完成的准备度检查表（Readiness Checklist），以提高青少年自我效能为目标的过渡计划（Transition Action Plan）和指导父母行动表格（Parent Action Form），但该工具在儿童肝移植受者中的信效度还未得到验证。以上量表信效度不一，是否符合中国国情也需要进一步研究。我国学者可借鉴国外相关研究，积极汉化或研制适合国内青少年肝移植受者的过渡期准备评估工具。

3. 评价指标　虽然评估量表还存在不一致性，但针对评价指标，学者们已达成一定共识，包括疾病治疗相关情况和青少年自我照护能力的评估。在评价指标中应涉及家庭照顾者能力评估，以评价患者过渡准备情况。同时医疗机构还应对以下指标进行客观评价。

（1）原发病及治疗相关的系统评估：①原发病、治疗经过，使用免疫抑制剂情况。②疾病和治疗对全身各系统带来的影响评估，如慢性疼痛、神经损伤、肝肾功能、凝血项等现存及可能出现的相关反应。③生长发育水平。④家族史、遗传史、易感基因等。⑤治疗及随访的依从性。

（2）知识准备：①疾病治疗过程、治疗方案、治疗效果。②过渡期的重要性和必要性、儿童肝移植生存者长期健康管理的重要性。③长期随访的目的、意义、内容、频率、注意事项。④预防和早期干预迟发效应的意义。⑤健康生活方式的内容和意义。⑥心理调适和社会支持的重要性。⑦成人医疗系统的就诊途径、运行模式和沟通方式。

（3）技能准备：①肝移植术后自我管理能力。②开展健康生活方式的能力。③在医疗系统中独立就医能力。

（4）情感准备：①提供稳定的支持，如心理、经济、教育等。②帮助理解过渡过程。③鼓励参与决策过程，尤其是青少年本人的参与。④帮助建立社交

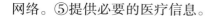
网络。⑤提供必要的医疗信息。

（5）适应医疗环境的转变：与儿科医疗团队告别、与成人医疗团队建立联系、同伴支持。

（四）实践案例

小炜，男，15年前因"先天性胆道闭锁"在全麻下行亲体左外叶背驮式肝移植术，经治疗与护理后顺利出院。患者出院后在该移植中心进行每3~6个月一次规律随访，体格发育已恢复至正常同龄儿童水平。随访期按时口服免疫抑制剂环孢素。患者16岁时升入高中继续学习，因疾病转归良好，且各项复查指标均正常，开始住校学习。在此之前，患者并未进行任何过渡期准备，且缺乏足够的自我照护能力。儿童医疗机构以及患者父母也没有对患者进行过相关评估及培训，只是在住校前1个月将口服药注意事项简单告知患者。患者因害怕同学们发现自己的不同，产生了自卑、焦虑等心理。此外，患者时常忘记服用免疫抑制剂，或者没有按要求严格执行饮食、活动医嘱，因缺少监管逐渐养成了不良卫生习惯、作息习惯。2个月后，父母发现患者面色泛黄，腹胀明显，精神较前萎靡，立刻带患者到当地成人医院就诊。检查结果显示患者血糖26.8 mmol/L，当地医院没有相关治疗经验，建议转至上级医院治疗。考虑到之前的手术情况，父母只能带着患者再次求助儿童移植中心。经过移植中心进一步检查，患者已经并发酮症酸中毒、肝硬化，需要立刻行血透治疗，并且需要再次行肝移植治疗。但此时，患者已不适合亲体肝移植手术，只能等待心脏死亡后捐献（donation after citizen's death，DCD）肝移植。

四、肝移植术后青少年向成人过渡期服务实践的启示

通过上述案例，专业人员应深刻意识到肝移植术后青少年由青春期向成年过渡的服务实践的必要性和重要性。

（一）科研方面

随着医疗水平的不断提升，医疗专业人员越来越重视采用科学的方法解决临床出现的各种问题，例如循证、临床证据转化等。肝移植术后青少年向成年过渡期服务实践项目的研究就是将临床遇到实际存在的客观问题运用科学的方法进行研究，最终将结果有效应用于临床的良性循环。在本案例中，无论是医疗专业人员还是家庭照顾者都缺乏相关意识，对该患者过渡前能力评估以及针对性培训不足，尤其是医疗专业人员缺乏科研思维，缺少对此类人群能力和需求的基线调查，更缺少在结果的基础上进行相关服务实践的研究，以及相关证据转化。国内外学者已经开始对该领域进行多中心研究，探讨建立适合肝移植术后青少年的过渡期服务模式，以此来提升该类患者的生存率和远期生存质量。通过科研的方式，医疗专业人员能够建立更加牢固的科学思维，掌握更加准确的科研方法，应用更加有效的治疗措施，帮助该类疾病患者顺利完成从青春期向成年的过渡。

（二）临床方面

通过科研的方法，医疗专业人员找到更加有效的过渡治疗手段，帮助肝移植术后青少年降低并发症的发生率，提高治疗效果，提升患者的生存质量。即使有个别肝移植术后青少年出现并发症，也可以缩短治疗时长，从而缩短住院时间，减少治疗费用。在这一点上本案例给予我们深刻的反省，如果我们能够给予患者足够的过渡准备，那么该例患者就不会面临需要再次移植的问题。研究显示，经过干预后青少年肝移植受者的过渡期准备水平提高了28.7%。例如，建立肝移植儿童随访手册，也可以通过互联网进行一对一专人随访，与肝移植儿童建立良好的医疗关系，通过紧密联系，获得第一手治疗，从而对患者进行过渡准备培训，以确保患者顺利过渡。对于医疗机构来说，良好的过渡，减少并发症、再次移植，甚至死亡的发生率，可以有效提升床位周转率，从而减轻医疗机构的负担。

（三）教学方面

在研究实践过程中，医疗专业人员可以运用此案例中存在的问题进行临床教学，医护生通过实际案例与书本进行一一对照，促使学生更加灵活生动地掌握书中原本较为晦涩难懂的专业知识。在进行有效过渡过程中，学生能够切身感受到来自患者及家庭最真实的反馈，有利于他们沟通交流、换位思考、爱伤、大爱无疆等精神和能力的培养。当患者的问题得到解决而表示由衷的感谢时，将催生学生产生强烈的职业认同感。同时，运用实际案例讲解可以培养学生沟通、共情、资源获取等人文素质。

（四）社会效益

此案例患者如果能够提前进行过渡准备，将大大减少再移植可能性，从而减少该家庭及社会的经济负担，患者也能够继续完成学业。帮助肝移植术后青少年顺利过渡到成年，能够有效提升肝移植术后青少年的生存质量，减少肝移植家庭及社会的经济负担，提高远期生存率。通过有效过渡，这些原本无法正常生活的患者能够顺利成人，成为一名对社会有用的正常人，最终将使医患及社会多方受益。

（易　强）

第七节 儿童癌症生存者至成人医疗过渡期服务实践

一、概述

在全球范围内，每年有约 40 万名 0~19 岁的儿童和青少年被诊断为癌症。癌症已经成为儿童死亡的第二大原因，仅次于儿童意外伤害。常见的儿童癌症类型包括血液肿瘤（如白血病、淋巴瘤）、脑癌和实体肿瘤（如神经母细胞瘤和肾母细胞瘤）。儿童癌症的治疗过程极为复杂且漫长，必须依据患者的具体情况制订个体化的治疗方案。此过程需要多学科团队的深入协作与患者家庭的全力配合，确保每一步治疗都精准到位。在治疗手段上，除了传统的化疗、手术及放射治疗外，随着医学研究的深入，免疫疗法和靶向疗法等新型治疗手段也逐步应用于临床，以更加科学、精准地对抗癌症，提升患者的生存率和生活质量。以儿童急性淋巴细胞白血病为例，其治疗过程通常分为诱导治疗期、巩固治疗期、强化治疗期和维持治疗期，即一旦确诊即开始诱导化疗，以在短时间内减少肿瘤负荷并缓解由肿瘤引起的各种临床症状。诱导化疗成功后，根据危险程度分级，应进行相应强度和剂量的治疗，整个治疗过程可能需要持续 2~2.5 年。对于部分中高危及复发的患者，需要考虑进行造血干细胞移植。在患者结束治疗后，仍需要进行长期随访。具体随访计划应根据癌症危险度、治疗效果等患者个体实际情况进行调整，包括全面的体格检查、实验室检验、影像学检查和 / 或骨髓穿刺检查、定期复查生理、心理和社会功能状态。

美国国家癌症研究所将癌症患者的"生存（survivorship）"状态定义为从癌症治疗开始到生命终止的整个过程。随着对儿童癌症认识的加深、治疗手段的进步，以及社会对儿童癌症的关注和投入的增加，患者的长期生存率可达到约85%。儿童癌症治疗的最终目标不仅是提高疾病的持续缓解率，还要降低治疗后的远期不良反应，关注儿童癌症生存者（Childhood Cancer Survivors，CCS）的心理社会功能，提升长期生活质量。然而相关研究显示，60%~90%的成年期CCS至少患有一种慢性疾病，其中约25%~80%健康状态较差，甚至威胁生命。美国国家医学科学院儿童肿瘤学组（Children's Oncology Group，COG）建议，为监测癌症治疗后的远期影响，应当为CCS提供基于风险的全生命周期的持续照护。然而，随着CCS的成年，他们逐渐需要在成人医疗服务体系中接受长期随访（Long-Term Follow-Up，LTFU）。

在过渡到成人医疗服务的过程中，CCS面临着疾病的远期影响、身心变化、医疗环境的改变等挑战。在治疗方面，未成年时期的抗癌治疗可能带来各种毒副作用，使CCS面临心血管、呼吸、中枢神经、内分泌、泌尿生殖、骨骼肌肉等多系统的远期并发症，并增加了慢性病、二次癌症的发生风险。癌症本身、治疗不良反应和创伤性操作可能导致患者出现抑郁、焦虑和创伤后应激等心理问题，对其远期生活质量产生影响。在身心发展方面，CCS的身体和外貌随着第二性征的出现而发生变化，自我意识和自主性得到提升。然而，化疗和激素类药物、放疗的应用可能会干扰正常的生长发育和认知发展，手术带来的身体外形的改变可能会影响他们的身体形象，导致出现焦虑、自卑、低自尊等消极情绪，甚至出现创伤后遗症。在治疗期间，CCS可能会中断正常的课业学习和同伴交往。当他们逐渐回归社会后，亦会面临学业、人际交往等多方面的压力，容易出现不良健康习惯。在家庭和社会方面，与其他慢性疾病相比，癌症强化治疗时期的患者反应更为强烈，照顾负担也更为沉重。家长需要全程陪护，并更倾向于代替患者与医疗专业人员交流信息，全权安排患者的日常生活和就诊事项。受到个体观念、文化背景、生活经验的影响，加之对"癌症"刻板印象和隐性歧视的担忧，部分父母选择向孩子隐瞒病情并一直充当代言人的角色。

这使得患者与医疗专业人员的直接交流机会较少，患者对自己的疾病不了解、依赖父母决策，这可能影响他们沟通能力和主动寻求健康信息能力的发展，不利于他们过渡到专科化、需要医患共同决策的成人医疗系统。

因此，CCS 需要长期的健康管理，包括监测癌症的复发、治疗迟发效应、管理疾病和治疗的远期影响等。关注 CCS 在身心发展、家庭社会方面的情况，以及提供相应的支持和指导对帮助他们增强自我管理能力，成功过渡到成人医疗系统具有重要意义。从儿科医疗至成人医疗，可保证癌症治疗随访信息的交接，提供连续的医疗保健服务，监测管理健康状况，应对生长发育的问题，早期发现并处理癌症治疗迟发效应，适应青少年社会角色和责任的变化，对提高 CCS 在成人医疗系统中的身心适应和自我管理能力具有积极的影响，亦是对其长期健康管理的客观要求。

二、儿童癌症生存者至成人医疗过渡服务实践国内外开展现状

（一）实践现状

随着医疗技术的不断发展，我国儿童癌症的治愈率及生存率均显著提高，越来越多的患者能够成功治愈并存活至成年。目前国内多个国家/区域性儿童医疗机构已建立起常见儿童癌症病种（如急性淋巴细胞白血病）的长期随访队列，开展 LTFU 门诊，通过定期检查和评估，全面了解 CCS 成长过程中的生理、心理和社会变化，以期提供更加科学、个性化的医疗服务。然而，国内在 CCS 至成人医疗过渡方面的研究主要集中在理念介绍和证据总结，实证报道较少。

奥斯（Otth）等于 2020 年发表了一篇系统评价，纳入了 6 项在发达国家开展的关于 CCS 至成人医疗过渡实践模式的研究。马尔切克（Marchak）等于 2023 年对 137 个美国 COG 协作组机构进行了调查。两项研究的结果显示，目前发达国家已形成了多种 CCS 至成人医疗过渡的实践模式，其共同目标旨在确保 CCS 能够平稳过渡到成人医疗体系，获得连贯、全面、个性化的医疗服务。

各模式均提倡 CCS 至成人医疗过渡需要通过多学科的协作与沟通，早期介入和管理青少年的健康问题，提高医疗保健的连续性和协调性，以改善长期健康结局并降低并发症风险。

1. 共享照护模式 这种模式主要由 CCS 前期接受治疗的儿科专科医院主导，通过儿童肿瘤与内科医生的联合会诊，确保 CCS 在整个生命周期内得到基于风险的持续照护。全科医生在现场或远程指导下提供延续照护，监测并管理癌症治疗后的潜在远期影响。

2. 儿童和成人 CCS 共同 LTFU 门诊模式 该模式专为儿童与成人 CCS 设立，配备多学科团队，并在必要时转诊至专科医生。当 CCS 成年时，帮助其平稳过渡到成人 LTFU 团队管理，持续监测和管理其癌症治疗的潜在远期影响。

3. 转介青少年 / 成人 LTFU 门诊模式 该模式在 CCS 即将进入成年前，即开始准备将其转诊至由成人癌症专家主导的多学科团队门诊，并与专科医生进行必要的协作。门诊定期为 CCS 提供医疗建议，解答疑问并监测癌症治疗的潜在远期影响。

4. 生存者过渡门诊模式 该模式由过渡护士导航员协助，多学科团队提供支持。在过渡诊所，CCS 可同时获得全科医生服务，确保得到连贯、全面的医疗服务。如有需要，患者还将被转诊至亚专科医生处进行进一步的专业治疗。

（二）影响因素

奥斯（Otth）等于 2020 年发表了一篇系统评价，纳入了在发达国家开展的 15 项关于 CCS 至成人医疗过渡实践影响因素的研究。成磊等于 2022 年发表了一项针对我国 4 家儿童专科医院的描述性质性研究，聚焦 27 名医疗专业人员的观点。两项研究揭示了影响 CCS 向成人医疗过渡的主要因素，在制订过渡策略和措施时，需要全面考虑这些因素。

1. CCS 自身因素 CCS 自身的诊疗经历、对疾病的认知程度以及自主性水平是影响过渡的关键因素。他们在癌症病史、晚期影响风险及长期随访护理重要性方面的知识缺陷不仅影响其心理状态，还直接关系到他们对医疗照护的接受度和配合度。此外，CCS 对儿科团队的依恋以及终止这种关系的担忧可能阻碍过渡进程，而与新提供者建立关系并产生信任则有助于推动过渡。

2. 家庭因素　家庭在 CCS 向成人医疗过渡过程中起着重要的支持作用。家庭氛围和支持系统的构建直接影响患者的心理和社会适应。一个积极、开放且支持性强的家庭环境有助于患者更好地应对过渡期的挑战。家庭对过渡服务的信心是影响过渡效果的重要因素。

3. 医疗系统因素　医疗系统是影响 CCS 过渡的关键因素之一。CCS 需要转介的成人医疗机构医疗专业人员相关知识不足可能导致过渡过程中的问题。医疗团队的专业素养、服务态度以及服务流程的连贯性直接关系到过渡期的医疗体验和效果。此外，医疗卫生保健提供者、CCS、家长以及不同阶段的医疗卫生保健提供者之间需保持清晰、有效的沟通，以确保过渡的顺利进行。

4. 社会因素　社会环境和保障体系也对 CCS 的过渡产生影响。社会的整体氛围、对儿童癌症的关注度和支持程度，以及社会保障体系的完善程度都在一定程度上影响着 CCS 过渡期的心理和社会适应。为了提升过渡效果，需要加强社会各层面的关注和支持，减少儿童癌症的污名化，提升专业照顾者的服务能力，并开发适合临床情景的个性化干预措施。

三、儿童癌症生存者至成人医疗过渡期服务临床实践

（一）一般原则

CCS 向成人医疗的过渡是一个积极的、有计划的、多学科参与的过程，旨在帮助儿童和青少年癌症生存者逐渐独立，从依赖性的儿科医疗转向自主的成人医疗。这个过渡需要家庭和医疗专业人员共同参与，提前做好充分准备。

（二）准备医疗过渡时机

医疗过渡准备应尽早开始，且提升过渡准备度的干预时间不应受到严格年

龄阈值的限制。某些发达国家已经实施了旨在提高过渡准备度的相关方案，例如在加拿大，12岁及以上的慢性疾病（包括癌症生存者）青少年会接受由专业团队组织的过渡准备度提升能力培训。考虑到我国独特的医疗制度、临床情境、文化背景、家庭观念和对儿童青少年癌症的态度，以及个体的生理、心理、认知等因素和社会经济状况，应尽早开始过渡期准备。转介时机通常取决于所在儿科医院的收治患者的年龄上限，一般为18岁。

（三）参与医疗过渡准备的人员

参与医疗过渡准备的多学科团队应包括以下成员：成人和儿童肿瘤科医生和护士、内分泌科医生、心理科医生、营养科医生、康复治疗师、临床药师、社工，来自患者学校负责儿童卫生保健的教育工作者等。这些人员需要接受相关的知识、沟通和服务技能培训。为了确保过渡期的顺利进行，可以指定一名医疗保健系统的工作人员担任过渡期协调员，该角色一般由护士或社工担任。其职责是在过渡期前后进行协调、照护和支持，并为患者及其家庭提供适当的支持。

（四）医疗过渡准备度评估

所有CCS至成人医疗过渡前，均需要进行准备度的评估。

1.评估内容　包括社会人口学因素、文化因素、资源获取能力、医疗保险、原发疾病的诊治情况、健康状况、健康风险、神经认知水平、智商、知识、信念、目标、自我效能、人际关系、心理社会功能、身心成熟度、学业水平、家庭和社会支持情况。

2.评估CCS医疗过渡准备度工具

评估青少年慢性病患者过渡准备度的普适性工具适合于15~39岁青少年和年轻成人。目前可用于评估CCS过渡准备度工具有《过渡期准备度条目库》和《过渡准备情况问卷》（Readiness for Transition Questionnaire，RTQ）。

《过渡期准备度条目库》旨在全面测量社会生态视角下CCS在过渡准备时期的各项因素，涉及知识、技能/自我效能、信念/期待、目标/动机、关系/

沟通、心理社会 / 情绪 6 个维度，包括生存者报告版本 81 个条目和父母报告版本 85 个条目。

《过渡准备情况问卷》是通过青少年和年轻成人自我报告（AYA-RTQ）和父母代理报告（P-RTQ）衡量其对照护责任从父母转移到自身以及从儿科转移到成人医疗系统的认知准备情况。RTQ 癌症生存者版本关注疾病特异性信息和责任（如安排每年的随访时间）。RTQ 由 3 个部分组成：青少年和年轻成人的责任、家长的参与和过渡的总体准备。采用 Likert 评分形式将责任从 1—"根本不负责"到 4—"几乎总是负责"，父母对相同任务的参与程度从 1—"完全不参与"到 4—"几乎总是参与"。

（五）医疗过渡准备的具体内容

1. 原发病及治疗相关的系统评估

（1）病史、癌症类型、分期、危险度、病程、复发风险。

（2）治疗经过，如化疗的药物种类、剂量和时间；手术时间、手术方式、手术切除的部位以及术后恢复情况；放疗的剂量、照射部位和时间等。

（3）疾病和治疗对全身各系统带来的影响评估，如慢性疼痛、神经损伤、肾毒性、心脏毒性等现存及可能出现的相关迟发效应。

（4）生长发育水平，如身高、体重、体脂、性腺发育等。

（5）家族史、遗传史、家族癌症易感基因等。

（6）治疗及随访的依从性。

2. 知识方面的准备

（1）疾病治疗过程、治疗方案、治疗效果。

（2）过渡期的重要性和必要性，CCS 长期健康管理的重要性。

（3）长期随访的目的、意义、内容、频率、注意事项。

（4）预防和早期干预迟发效应的意义。

（5）健康生活方式的内容和意义。

（6）心理调适和社会支持的重要性。

（7）成人医疗系统的就诊途径、运行模式和沟通方式。

3. 技能方面的准备

（1）对癌症远期影响的自我管理能力：需要具备定期主动进行随访和体检的习惯，并自我观察身体状况的变化，能够识别并报告迟发效应，如骨骼生长发育障碍、内分泌失调、神经损伤、心理健康问题等。需要积极应对与癌症相关的迟发效应，并寻求医疗、心理社会的支持。

（2）开展健康的生活方式的能力：需要具备科学健康饮食的能力，摄入足够的蛋白质、碳水化合物、脂肪、维生素和矿物质等营养物质。需要制订适合自己的运动计划，控制运动的强度和频率，开展有氧运动、力量训练等。需要应对可能的心理压力和焦虑等情绪问题，如寻求心理支持、进行自我调节、控制情绪等。需要适应社会生活、参与社交、寻求社会支持，应对可能的社会压力和困难，保持积极向上的心态。

（3）在医疗系统中独立就医的能力：需要具备获取病历、检查报告、影像学资料等医疗信息和记录的能力。需要管理自己的药物和治疗方案，正确地使用药物和遵循治疗方案。需要寻求医疗帮助和支持，获取专业医疗资源、在线医疗平台、健康热线等信息。需要维护自身医疗权益，获得公正的医疗待遇、保护个人隐私等。

4. 情感方面的准备

（1）提供稳定的支持：为 CCS 提供稳定的住所、可靠的医疗保健和教育支持，并确保他们享有与值得信赖的成年人持续沟通的机会。这可以确保他们在过渡期处于稳定的支持性环境中，感到安全且有保障。

（2）帮助理解过渡过程：通过详细解释和讨论即将发生的改变，帮助 CCS 理解过渡到成人医疗系统的重要性。强调两个医疗系统的不同之处，确保他们了解即将面临的医疗环境。

（3）鼓励参与决策过程：在过渡期间，鼓励 CCS 积极参与决策过程，并强调他们的意见和参与的重要性。与他们讨论未来的医疗计划、药物和治疗方案，并鼓励其表达问题和担忧。

（4）提供心理社会支持：为 CCS 提供情感上的支持，帮助他们应对可能出现的情绪问题，并为其提供参加支持小组或接受心理辅导的机会。

（5）帮助建立社交网络：家长可以协助 CCS 与同龄伙伴保持联系，鼓励他们参加社交活动和组织。同时，为他们提供寻找合适资源和支持小组的机会，建立必要的社交网络，以便在过渡期间获得支持和信息。

（6）提供必要的医疗信息：为 CCS 提供关键的医疗信息，例如医生的建议、药物和治疗方案等。通过这些信息，他们可以更好地理解自己的病情和治疗计划，从而在过渡期做出明智的决策。

5.适应医疗环境的转变

（1）与儿科医疗团队告别：在过渡期的初期，CCS 应与儿科治疗团队进行交流，确保获取所有必要的医疗信息，包括病历、检查报告、治疗方案等。儿科治疗团队应提供关于过渡到成人医疗模式的详细安排、时间表和预期目标的信息。在回顾整个治疗过程和成果时，CCS 应充分了解自身的病情、治疗方案和康复过程，以便做好过渡到成人医疗模式的准备。同时，CCS 表达对儿科医疗团队的感激和敬意，并分享自己的期望和担忧。最后，留下通讯方式以便在过渡期或未来需要时获得帮助和建议。

（2）与成人医疗团队建立联系：CCS 应尽快与成人医疗团队建立联系，熟悉团队的人员分工和运作方式。通过协商，明确随访的目的和医疗保健的目标、双方的义务和责任。同时，熟悉彼此沟通的方式和青少年的偏好，确保顺利过渡至成人医疗系统。

（3）同伴支持：鼓励 CCS 加入相关的支持小组或社交网络，以便与其他类似家庭保持联系和交流。这样可以共同应对过渡至成人医疗系统所面临的挑战，并提供彼此支持和建议。

（六）转介模式

在选择转介的成人医疗机构时，CCS及其家庭应综合考虑多种因素，包括所在地的医保政策、医疗环境、自身具体病情和治疗需要，以及个人偏好和需求。同时，他们应与儿科医生和成人医疗团队密切合作，共同制订最佳的过渡计划。CCS转介至成人医疗的主要模式包括以下几个方面。

1. 转介到成人癌症专科 CCS由儿童癌症专科转介到成人癌症专科，以确保连续的随访和照护服务。这种以癌症治疗中心为基础的模式具有连续性，能提供全面的癌症相关随访和治疗服务。适用于复发和二次癌症风险较高，或身体存在明显的疾病治疗并发症需要专科治疗的人群。

2. 转介给社区全科医学 儿童癌症专科将CCS转介给社区全科医学，由全科医学团队所在社区提供随访和日常保健。这种基于社区的模型中，全科医学团队需要熟悉疾病和相关指南，定期接受专科医生的督导，以提供高质量的随访和康复服务。适用于长期无事件生存、无明显的身体症状、需要长期健康促进服务的人群。

（七）效果评价

1. 青少年层面指标

（1）满意度反馈：评价CCS对过渡期各项服务的满意度，以及他们对服务内容和过程的反馈意见，对于新的成人医疗模式的接受程度。

（2）自我管理能力：评价CCS在过渡期自我健康管理能力的提升情况，包括对病情的认知、复发和并发症的风险、抗癌药物的长期影响、当前药物使用、疾病随访、身体检查、合理饮食、适当运动等知识的掌握情况。

（3）心理社会适应：关注CCS在过渡期的心理社会适应情况，评价他们的情绪状态、社会交往能力，是否能顺利融入新的医疗环境和生活，获得更多的支持和帮助。

2. 家庭层面

（1）家庭支持系统：评价家庭在过渡期为 CCS 提供的生活照顾和心理社会支持情况，以及家庭成员之间的沟通与协作是否有效。

（2）家庭赋能：评价家庭在过渡期获取和利用资源的能力，评估他们理解和应对癌症治疗的远期影响的能力，以及掌握相关医学知识、获得社会和医疗支持等的能力。

（3）家庭成员满意度：评价家庭成员对过渡期各项服务的满意度，以及他们与医疗专业人员的沟通效果、获得的信息和支持、对治疗方案和服务的反馈意见等。

（4）家庭决策参与度：评价家庭成员在过渡期参与决策的积极程度，他们为 CCS 的治疗和康复提供意见和建议的能力，以及家庭成员能否达成共识并共同决策。

3. 医疗系统层面

（1）过渡计划的制订：评价医疗机构为 CCS 提供的过渡计划的清晰度、合理性和全面性。该计划应包括详细的患者教育、治疗交接，以及与成人医疗服务机构的协调等，并充分考虑 CCS 的需求和意愿。

（2）交接流程：评价在过渡过程中，儿科和成人医疗机构之间建立的交接流程的效率和质量，包括详细的治疗记录、治疗方案和与家长的沟通等环节的顺畅性。

（3）随访连续性：评价在过渡过程中，医疗机构是否能确保随访和相关治疗的连续性，避免过渡期间治疗中断或非预期性的调整。

（4）利益相关者的满意度：评价 CCS、家长、医疗专业人员对过渡过程的满意度，了解过渡过程中的合作与互动情况。

（5）医疗专业人员胜任力：评价参与过渡过程的医疗专业人员的专业知识和技能是否得到充分的培训和提升，确保他们能胜任过渡期的服务工作。

（6）信息共享机制：评价是否建立了有效的信息共享机制，以确保在从儿科医疗服务过渡到成人医疗服务过程中及之后较长的时间内，成人医疗团队医生可以获取患者的重要医疗信息。

（7）随访制度：评价医疗机构是否为CCS建立了有效的随访制度，以确保他们在过渡期和之后都能得到适当的医疗照护。同时也要评估随访制度的执行效果和患者的接受程度。

4. 学校层面

（1）学业成绩：评价CCS在过渡到成人医疗过程中的学业成绩。学业成绩反映了CCS学习的能力，是自信心和积极生活态度的展示。

（2）同伴关系：评价CCS在过渡到成人医疗过程中，在学校是否有亲密的朋友或同学，是否有支持小组以及是否有积极的社交互动。

（3）活动参与：评价CCS在校活动情况，如观察他们上课的表现、参与讨论和课外活动的情况。

（八）实践案例

患者小刚，男，14岁，被诊断为B系中危型急性淋巴细胞白血病，并在其所在城市的儿童专科医院血液肿瘤科进行治疗。在治疗过程中，按照儿童白血病规范的诊疗方案，小刚定期接受静脉、鞘内和口服化疗，同时也接受骨髓穿刺、腰椎穿刺、影像、血液等各项检查。在治疗过程中，小刚出现了口腔黏膜炎、疲乏、营养不良等并发症。因为治疗小刚需休学一年，学业也一度中断。尽管小刚心情一度低落，经过2年多的治疗和护理，在医疗专业人员和家人的共同努力下，16岁时他的病情得到缓解。医生提醒其父母，小刚需定期随访以评估复发风险及前期治疗对身体的影响。但后续随访时，小刚接近成年，征询其和父母的意见后决定后期随访将逐渐过渡至成人医疗机构进行，团队开始考虑帮助其从儿科医疗系统过渡到成人医疗系统。

为帮助小刚一家度过这个复杂且充满挑战的过渡期，该儿童专科医院血液肿瘤科组建了一个多学科团队，成员包括成人和小儿癌症科医生及护士、内分泌科医生、心理科医生、营养科医生、康复治疗师、临床药师、社工等，以及小刚就读的中学卫生老师和教务处主任。一位长期从事儿童癌症照护的专科护士担任团队的联络协调员。他们共同为小刚制订了详细的过渡准备计划并付诸实施。小刚和他的父母也被邀请定期参加相关准备会议。

1. 青少年方面的准备工作

（1）医疗评估：在过渡准备阶段，小刚接受了全面的身体检查和评估，以确保他的身体状况适合过渡到成人医疗系统。同时，他的儿科癌症医生和转介的成人癌症医生进行了全面的病例讨论，以确保过渡期治疗方案的一致性和连贯性。

（2）心理支持：为了帮助小刚和家人应对过渡期的压力，安排了心理咨询师提供心理支持和辅导。心理科医生也参与到小刚的日常生活中，帮助他处理情绪问题、应对压力以及提高生活质量。

（3）适应成人医疗系统：为了帮助小刚从儿科医疗向成人医疗顺利过渡，安排了相关适应性就诊活动，让他有机会预先熟悉成人医疗系统的运行模式。

2. 家庭方面的准备工作

（1）家庭照顾者教育：小刚的父母接受了相关的过渡期知识教育和培训，以了解小刚的身体状况和随访要求，从而更好地理解和支持他。在医疗团队的帮助下，他们学会了如何正确地照顾小刚，以及如何在情感上给予他支持。

（2）家庭角色调整：小刚的父母开始考虑如何调整他们的家庭生活，更加积极地让小刚参与家庭决策，赋予他更多的自主权和责任感。他们也努力帮助小刚建立自己的社交网络，让他有机会与同龄人互动和交流。

（3）参与过渡计划的制订和实施：小刚的父母与医疗团队保持密切联系，提供关于小刚生活起居、性格习惯等方面的全面信息，表达家庭的偏好和诉求，积极参与过渡计划的制订和实施。

3. 医疗系统层面

（1）寻找合适的成人医疗机构：小刚父母和过渡团队一致认为，寻找的机构不仅要具备继续为小刚提供高质量随访的能力，还要能为他提供心理、社会和情感方面的支持，特别是进入成年后可能需要的生育和性健康方面的支持。最终确定将小刚转介到与其接受治疗随访的儿童专科医院有密切合作关系的成人综合性医院的血液科。

（2）儿科医疗团队和成人医疗团队密切合作：评估小刚目前的健康状况、复发风险、可能出现的健康问题，并与小刚及家人深入沟通，共同制订了随访计划，以确保小刚在过渡期内医疗服务的连续性和一致性。同时解答小刚和父母关于生育和性健康方面的疑问，并对小刚进行青春期卫生教育。

（3）同伴支持：邀请其他已经完成过渡的青少年癌症生存者分享他们的经验，以帮助小刚做好过渡期的心理准备。

（4）随访档案建立：根据儿童急性淋巴细胞白血病长期随访要求，结合小刚前期的治疗效果评估，医疗团队为小刚建立详尽的随访档案，定期进行跟踪和评估，了解他的身体状况、心理状态以及生活质量，提供更加个性化的医疗服务。

4. 学校层面

（1）学业支持：考虑到小刚因为前期治疗延误了学习，身体依然处于恢复期，学校专门为他设置了个性化的教学安排。小刚插入低一年级班级，可根据自身情况与各科老师协商课后作业的难度和强度，以此帮助其逐渐适应学习节奏，提高学习自主性。

（2）同伴交往：在小刚的新班级，卫生老师联合班主任先期进行了有关儿童肿瘤的知识科普，消除了小刚同学不必要的误解和担心。卫生老师定期评估小刚在校的身心情况，与班主任根据医学随访报告制订活动安排建议，鼓励小刚参加体育课和在校活动，增加其与同学互动合作的机会。

尽管过渡过程充满了挑战，但经过一年多的精心准备，小刚在18岁时成功地从儿童专科医院的血液肿瘤科转介到成人综合性医院的血液科。在这个过程中，小刚顺利度过青春期，逐渐能够主动关注自己的身体健康，养成健康的生活习惯，并拥有积极的生活态度。亲子关系也变得更加和谐、平等，医患沟通也变得更为融洽。在学业上，小刚能逐渐适应学校生活，成绩稳定，积极参加在校活动，与同学老师关系融洽。多学科团队约定将继续就小刚未来的成长保持密切的合作。

四、儿童癌症生存者至成人医疗过渡实践的启示

（一）临床方面

1. 规范过渡实践 在系统层面形成指导 CCS 至成人医疗过渡实践的规范流程，帮助医疗专业人员和家庭提前意识到过渡的重要性，组建多学科团队，制订详细的过渡计划，明确过渡的时间点，早期链接成人医疗团队和资源，有计划地帮助 CCS 适应新的医疗环境。

2. 协作机制建立 在 CCS 至成人医疗过渡实践中，儿童和成人医疗团队，医疗团队与患者家庭、学校的多方参与、支持和协作尤为重要。需要具备足够的经验和专业知识的协调员，加强多学科间的沟通和合作，确保平稳过渡。

3. 心理社会支持 在向成人医疗过渡实践中，CCS 可能会面临诸多心理和社会适应问题，如经历长期痛苦治疗后的心理创伤，重新适应学校和社会环境，以及适应新的医疗照护模式而带来的不确定性和焦虑感等。因此应注重心理社会支持的提供，包括专业的心理咨询、社会工作者的介入、家庭成员的支持和学校班级氛围的建设等。

4. 健康教育 针对 CCS 及其家庭由于癌症和治疗所带来的健康风险，提供相关的健康教育宣传，包括长期随访、并发症监测、健康管理、慢性病预防、生活方式调整、青春期卫生教育等健康教育宣传，帮助 CCS 更好地管理自己的

健康状况、提高生活质量。

5. 随访档案建立与跟踪制度　为 CCS 建立详尽的随访档案，定期进行跟踪和评估，了解他们的身体状况、心理状态以及生活质量，提供更加个性化的医疗服务。在过渡期通过定期跟踪和评估，保证医疗服务的连续性。

（二）科研方面

1. 生理变化与应对策略研究　定期收集 CCS 在治疗时、结疗后、过渡期、过渡完成后的随访资料，探讨儿童癌症生存者在过渡期内的生理变化，关注肥胖、睡眠缺乏等健康危险因素，研究如何通过优化随访方案和加强健康管理来降低远期并发症的风险。

2. 心理社会适应研究　对 CCS 在过渡期的自我认知、情绪调节和社会支持等方面的困境和需求进行调研，探讨如何进行有效的心理干预，以提升其心理社会适应能力。

3. 多学科团队的角色研究　从服务提供者角度出发，研究多学科团队在青少年 CCS 过渡期准备过程中承担的角色、分工和合作，如何完善学科间的角色定位，以帮助患者更好地应对疾病和治疗的影响。

4. 支持性医疗保健系统建立　从系统层面，研究如何根据 CCS 及其家庭的特点和偏好，提供个性化的医疗保健服务。可采用行动研究的方法，推动医疗团队与家庭、学校、社会的联系等，助其更好地完成过渡，提升生活质量。

5. 影响因素研究　研究癌症类型、治疗方案、家庭支持、社会环境等因素对过渡期准备度、过程和决策的影响，并研究如何通过优化临床路径、改善社会支持等方式来优化过渡实践。

（三）教学方面

1. 提升认知　在有关儿童癌症医疗和护理的教学中，老师通过讲解和讨论，帮助学生了解 CCS 在成长过程中可能面临的心理、社会和医疗等多重挑战。让学生深刻认识到这一过渡期的复杂性和特殊性，并培养他们在职业生涯中对此类患者的关注、理解和支持。同时，鼓励学生积极参与相关实践活动，如志愿服务、实习等，以增进对 CCS 实际需求的了解，为他们提供更有效的医疗照护和社会支持。

2. 跨学科联合培训　儿童癌症的治疗和管理涉及多个学科，多科学团队可通过联合查房、多站点情景模拟实训，培训未来的多学科团队成员体验和思考如何帮助 CCS 应对过渡期挑战，共情青少年和家长，提高对 CCS 从儿科医疗系统过渡到成人医疗系统的认识、评估及处理能力。

3. 多阶段案例研讨　通过多阶段案例研讨的形式，呈现 CCS 及其家庭在过渡准备各阶段多层次的需求，通过头脑风暴，探讨有效的应对策略。

（成　磊）

参考文献

[1] 中国医药教育协会儿科专业委员会，中华医学会儿科学分会呼吸学组哮喘协作组，中国医师协会呼吸医师分会儿科呼吸工作委员会，等. 青春期哮喘管理及向成人过渡管理的中国专家建议 [J]. 中华实用儿科临床杂志，2023, 38(2): 93-103.

[2] Patel R, Solatikia F, Zhang H, et al. Sex-specific associations of asthma acquisition with changes in DNA methylation during adolescence[J]. Clin Exp Allergy, 2021, 51(2): 318-328.

[3] 中国疾病预防控制中心慢性非传染性疾病预防控制中心，国家卫生健康委统计信息中心. 中国死因监测数据集 2020[M]. 北京：中国科学技术出版社，2021.

[4] 中华医学会呼吸病学分会哮喘学组. 支气管哮喘防治指南 (2020 年版)[J]. 中华结核和呼吸杂志，2020, 43(12): 1023-1048.

[5] Roberts G, Vazquez-Ortiz M, Knibb R, et al. EAACI Guidelines on the effective transition of adolescents and young adults with allergy and asthma[J]. Allergy, 2020, 75(11): 2734-2752.

[6] Vazquez‑Ortiz M, Gore C, Alviani C, et al. A practical toolbox for the effective transition of adolescents and young adults with asthma and allergies: An EAACI position paper[J]. Allergy, 2023, 78(1): 20-46.

[7] Withers AL, Green R. Transition for adolescents and young adults with asthma[J]. Front Pediatr, 2019, 7: 301.

[8] Roberts G, Vazquez-Ortiz M, Khaleva E, et al. The need for improved transition and services for adolescent and young adult patients with allergy and asthma in all settings[J]. Allergy, 2020, 75(11): 2731-2733.

[9] Dakhel AKA, Alqeaid FAR, Alkhuzayyim FMA. Association between bronchial asthma and pubertal delay in pediatric patients[J]. Egypt J Hospital Med, 2018, 70: 245-250.

[10] Sridharan G, Spalding A, Press VG, et al. Barriers and facilitators to self-carry of inhalers in school: a qualitative study of children with asthma[J]. Am J Respir Crit Care Med, 2017, 3327: 195.

[11] Arshad S. H, Raza A, Lau L, et al. Pathophysiological characterization of asthma transitions across adolescence[J]. Respir Res, 2014, 15(1): 153.

[12] 全国儿童常见肾脏病诊治现状调研工作组. 慢性肾衰竭肾脏替代治疗现状调查多中心研究 [J]. 中华儿科杂志, 2013, 51(7): 491-494.

[13] Jawa NA, Rapoport A, Widger K, et al. Development of a patient-reported outcome measure for the assessment of symptom burden in pediatric chronic kidney disease(PRO-Kid)[J]. Pediatr Nephrol, 2022, 37(6):1377-1386.

[14] Tjaden L, Tong A, Henning P, et al. Children's experiences of dialysis: a systematic review of qualitative studies[J]. Arch Dis Child, 2012, 97(5): 395-402.

[15] Roumelioti ME, Wentz A, Schneider MF, et al. Sleep and fatigue symptoms in children and adolescents with CKD: a cross-sectional analysis from the chronic kidney disease in children (CKiD) study[J]. Am J Kidney Dis, 2010, 55(2): 269-280.

[16] Perry EE, Zheng K, Ferris ME, et al. Adolescents with chronic kidney disease and their need for online peer mentoring: a qualitative investigation of social support and healthcare transition[J]. Ren Fail,2011, 33(7): 663-668.

[17] Crawford K, Low JK, Le Page AK, et al. Transition from a renal paediatric clinic to an adult clinic: Perspectives of adolescents and young adults, parents and health professionals[J]. J Child Health Care, 2022, 26(4): 531-547.

[18] Kubota W, Honda M, Okada H, et al. A consensus statement on health-care transition of patients with childhood-onset chronic kidney diseases: providing adequate medical care in adolescence and young adulthood[J]. Clin Exp Nephrol, 2018, 22(4): 743-751.

[19] Davidson LF, Doyle MH. Health-care transition: a vital part of care, growth, and change for pediatric patients[J]. Pediatr Rev, 2021, 42(12): 684-693.

[20] Kreuzer M, Prüfe J, Bethe D, et al. The TRANSNephro-study examining a new transition model for post-kidney transplant adolescents and an analysis of the present health care: study protocol for a randomized controlled trial[J]. Trials, 2014, 15: 505.

[21] Harden PN, Walsh G, Bandler N, et al. Bridging the gap: an integrated paediatric to adult clinical service for young adults with kidney failure[J]. BMJ, 2012, 344: e3718.

[22] Sharma AA, Sharma A. Pediatric to adult transition for adolescents and young adults with kidney transplant[J]. Curr Pediatr Rep, 2022, 10: 155-163.

[23] Hattori M, Iwano M, Sako M, et al. Transition of adolescent and young adult patients with childhood-onset chronic kidney disease from pediatric to adult renal services: a nationwide survey in Japan[J]. Clin Exp Nephrol, 2016, 20(6): 918-925.

[24] Watson AR, Harden PN, Ferris ME, et al. Transition from pediatric to adult renal services: a consensus statement by the International Society of Nephrology (ISN) and the International Pediatric Nephrology Association (IPNA)[J]. Kidney Int, 2011, 80(7): 704-707.

[25] Crawford K, Wilson C, Low JK, et al. Transitioning adolescents to adult nephrology care: a systematic review of the experiences of adolescents, parents, and health professionals[J]. Pediatr Nephrol,2020, 35(4): 555-567.

[26] Choukair D, Rieger S, Bethe D, et al. Resource use and costs of transitioning from pediatric to adult care for patients with chronic kidney disease[J]. Pediatr Nephrol,2024, 39(1): 251-260.

[27] 中国抗癫痫协会 . 临床诊疗指南 : 癫痫病分册 (2023 修订版)[M]. 北京 : 人民卫生出版社 , 2023.

[28] 包新华 , 姜玉武 , 张月华 . 儿童神经病学 [M]. 3 版 . 北京 : 人民卫生出版社 ,2021.

[29] Reger KL, Hughes-Scalise A, O'Connor MA. Development of the transition-age program (TAP): review of a pilot psychosocial multidisciplinary transition program in a level 4 epilepsy center[J]. Epilepsy Behav, 2018, 89: 153-158.

[30] Gray V, Palmer L, Whelby K, et al. Exploring the role of know-ledge of condition and psycho-social profiles of young people with epilepsy during transition[J]. Epilepsy Behav, 2017, 73: 156-160.

[31] Jurasek L, Ray L, Quigley D. Development and implementation of an adolescent epilepsy transition clinic [J]. J Neurosci Nurs, 2010, 42(4): 181-189.

[32] Mc Govern EM, Maillart E, Bourgninaud M, et al. Making a 'JUMP' from paediatric to adult healthcare: A transitional program for young adults with chronic neurological disease[J]. J Neurol Sci, 2018, 395: 77-83.

[33] Suzuki S, Kita S, Morisaki M, et al. Nurses' perceptions regarding transitional care for adolescents and young adults with childhood- onset chronic diseases[J]. Jpn J Nurs Sci, 2020, 17(3): e12323.

[34] Nabbout R, Teng T, Chemaly N, et al. Transition of patients with childhood onset epilepsy: perspectives from pediatric and adult neurologists[J]. Epilepsy Behav, 2020, 104(Pt A): 106889.

[35] Boyce DM, Devinsky O, Meskis MA. Barriers to transition from pediatric to adult care for patients with Dravet syndrome: a focus group study of caregivers[J]. Epilepsy Behav, 2020, 109: 107096.

[36] Camfield PR, Andrade D, Camfield CS, et al. How can transition to adult care be best orchestrated for adolescents with epilepsy?[J]. Epilepsy Behav, 2019, 93: 138-147.

[37] White PH, Cooley WC. Supporting the health care transition from adolescence to adulthood in the medical home[J]. Pediatrics, 2018,142(5): e20182587.

[38] 彭镜, 陈晨, 陈蕾, 等. 抗癫痫发作药物不良反应管理指南 (2023)[J]. 中国当代儿科杂志, 2023, 25(9): 889-900.

[39] 齐自娟, 黎振声, 董李, 等. 抗癫痫药物减停及停药后癫痫复发风险的研究进展 [J]. 解放军医学院学报, 2021, 42(9): 983-987.

[40] Perucca P, Scheffer IE, Kiley M. The management of epilepsy in children and adults[J]. Med J Aust, 2018, 208(5): 226-233.

[41] Wells J, Swaminathan A, Paseka J, et al. Efficacy and safety of a ketogenic diet in children and adolescents with refractory epilepsy-a review[J]. Nutrients, 2020, 12(6): 1809.

[42] 吴松波, 谢旭芳. 生酮饮食在儿童难治性癫痫中的应用进展 [J]. 中国神经免疫学和神经病学杂志, 2019, 26(3): 211-216.

[43] Gurcharran K, Grinspan ZM. The burden of pediatric status epilepticus: Epidemiology, morbidity, mortality, and costs[J]. Seizure, 2019, 68: 3-8.

[44] Albert D, Moreland JJ, Salvator A, et al. Seizure action plans for pediatric patients with epilepsy: A randomized controlled trial[J]. J Child Neurol, 2019, 34(11): 666-673.

[45] 赵芬，王广海，王纪文. 癫痫儿童睡眠障碍的研究进展 [J]. 中国儿童保健杂志，2021, 29(5): 510-514.

[46] 张永琴，陈永前，吕海燕，等. 儿童癫痫共患病研究现状和长程管理 [J]. 甘肃医药，2022, 41(7): 584-586.

[47] Zhang LF, Ho JS, Kennedy SE. A systematic review of the psychometric properties of transition readiness assessment tools in adolescents with chronic disease[J]. BMC Pediatr, 2014, 14: 4.

[48] Andrade DM, Bassett AS, Bercovici E, et al. Epilepsy: transition from pediatric to adult care. Recommendations of the Ontario epilepsy implementation task force[J]. Epilepsia, 2017, 58(9): 1502-1517.

[49] Ogurtsova K, Guariguata L, Barengo NC, et al. IDF diabetes Atlas: Global estimates of undiagnosed diabetes in adults for 2021[J]. Diabetes Res Clin Pract, 2022, 183: 109118.

[50] Mazur A, Dembinski L, Schrier L, et al. European Academy of Paediatric consensus statement on successful transition from paediatric to adult care for adolescents with chronic conditions[J]. Acta Paediatr, 2017,106(8):1354-1357.

[51] Kyle C J, Patrick A W, Zammitt N N. The Lost Tribe: a study of transition care in Lothian[J]. Br J Diabetes Vasc Dis, 2015,15(2): 70-74.

[52] Kapellen TM, Müther S, Schwandt A, et al. Transition to adult diabetes care in Germany-High risk for acute complications and declining metabolic control during the transition phase[J]. Pediatr Diabetes, 2018,19(6):1094-1099.

[53] Farrell K, Griffiths R, Fernandez R. Factors determining diabetes care outcomes in patients with type 1 diabetes after transition from pediatric to adult health care: a systematic review[J]. JBI Database System Rev Implement Rep, 2014, 12(11): 374-412.

[54] Blum RW, Garell D, Hodgman CH, et al. Transition from child-centered to adult health-care systems for adolescents with chronic conditions. A position paper of the Society for Adolescent Medicine[J]. J Adolesc Health, 1993, 14(7): 570-576.

[55] Blum R, Rich M, Rosen D, et al. A consensus statement on health care transitions for

young adults with special health care needs[J]. Pediatrics, 2002, 110(6): 1304-1306.

[56] Robinson ME, Simard M, Larocque I, et al. Psychiatric disorders in emerging adults with diabetes transitioning to adult care: a retrospective cohort study[J]. Diabet Med, 2021,38(6): e14541.

[57] Soliman D, Crowley MJ, Manning A, et al. Transition from pediatric to adult care in type 1 diabetes mellitus: a longitudinal analysis of age at transfer and gap in care[J]. BMJ Open Diabetes Res Care, 2022, 10(6): e2937.

[58] Tilden DR, French B, Shoemaker AH, et al. Prolonged lapses between pediatric and adult care are associated with rise in HbA1c and inpatient days among patients with type 1 diabetes[J]. Diabetes Res Clin Pract, 2022, 192: 110113.

[59] Pyatak EA, Sequeira PA, Whittemore R, et al. Challenges contributing to disrupted transition from paediatric to adult diabetes care in young adults with type 1 diabetes[J]. Diabet Med, 2014, 31(12):1615-1624.

[60] Shulman R, Shah BR, Fu L, et al. Diabetes transition care and adverse events: a population-based cohort study in Ontario, Canada[J]. Diabet Med, 2018, 35(11): 1515-1522.

[61] Gutierrez-Colina AM, Corathers S, Beal S, et al. Young adults with type 1 diabetes preparing to transition to adult care: psychosocial functioning and associations with self-management and health outcomes[J]. Diabetes Spectr, 2020, 33(3): 255-263.

[62] Sattoe J, Peeters M, Bronner M, et al. Transfer in care and diabetes distress in young adults with type 1 diabetes mellitus[J]. BMJ Open Diabetes Res Care, 2021, 9(2): e2603.

[63] Hu TY, Price J, Pierce JS, et al. The association between pediatric mental health disorders and type 1 diabetes-related outcomes[J]. Pediatr Diabetes, 2022, 23(4): 507-515.

[64] Zhu L, Chandran SR, Tan WB, et al. Persistent anxiety is associated with higher glycemia post-transition to adult services in Asian young adults with diabetes[J]. Diabetes Metab J, 2021, 45(1): 67-76.

[65] 王美娟, 王金瑞, 洪思思, 等 . 1 型糖尿病患者从儿科向成人医疗过渡管理的最佳证据总结 [J]. 护理学杂志 , 2023, 38(3): 21-26.

[66] 杨利灵, 陆群峰, 江艳, 等 . 1 型糖尿病患儿自我管理评估工具的研究进展 [J]. 护

理学报 , 2021, 28(22): 36-39.

[67] Nakhla M, Bell LE, Wafa S, et al. Improving the transition from pediatric to adult diabetes care: the pediatric care provider's perspective in Quebec, Canada[J]. BMJ Open Diab Res Care, 2017, 5(1): e000390.

[68] 管玉香 , 王静 , 曹慧 . 基于核心能力的安徽省糖尿病专科护士培训方案的设计与 应用 [J]. 国际护理学杂志 , 2023, 42(2): 215-218.

[69] Agarwal S, Garvey KC, Raymond JK, et al. Perspectives on care for young adults with type 1 diabetes transitioning from pediatric to adult health systems: A national survey of pediatric endocrinologists[J]. Pediatr Diabetes, 2017, 18(7): 524-531.

[70] Sequeira PA, Pyatak EA, Weigensberg MJ, et al. Let's empower and prepare (LEAP): evaluation of a structured transition program for young adults with type 1 diabetes[J]. Diabetes care, 2015, 38(8): 1412-1419.

[71] Mercè VF, Margarida JIM, Daria RE, et al. Results of a specific and structured program for the transition of young patients with type 1 diabetes from the pediatric center to an adult hospital. The experience of a decade[J]. Endocrinol Diabetes Nutr (Engl Ed), 2021, 68(2): 82-91.

[72] Markowitz JT, Laffel LMB. Transitions in care: support group for young adults with Type 1 diabetes[J]. Diabet Med, 2012, 29(4): 522-525.

[73] Weigensberg MJ, Vigen C, Sequeira P, et al. Diabetes empowerment council: integrative pilot intervention for transitioning young adults with type 1 diabetes[J]. Glob Adv Health Med, 2018, 7: 804613292.

[74] Van Walleghem N, MacDonald CA, Dean HJ. The maestro project: a patient navigator for the transition of care for youth with type 1 diabetes[J]. Diabetes Spectr, 2011, 24(1): 9-13.

[75] Tamara S, Tracy R, Ellen G, et al. Closing the gap: results of the multicenter canadian randomized controlled trial of structured transition in young adults with type 1 diabetes[J]. Diabetes care, 2019,42(6):1018-1026.

[76] Butalia S, Crawford SG, McGuire KA, et al. Improved transition to adult care in youth with type 1 diabetes: a pragmatic clinical trial[J]. Diabetologia, 2021, 64(4): 758-766.

[77] Steinbeck KS, Shrewsbury VA, Harvey V, et al. A pilot randomized controlled trial of a post-discharge program to support emerging adults with type 1 diabetes mellitus

transition from pediatric to adult care[J]. Pediatr Diabetes, 2015, 16(8): 634-639.

[78] White M, O'Connell MA, Cameron FJ. Clinic attendance and disengagement of young adults with type 1 diabetes after transition of care from paediatric to adult services (TrACeD): a randomised, open-label, controlled trial[J]. Lancet Child Adolesc Health, 2017, 1(4): 274-283.

[79] 刘大玮，梁芳芳，唐雪梅. 儿童风湿病国际相关诊治指南系列解读之二——幼年特发性关节炎分类标准解读 [J]. 中国实用儿科杂志 , 2020, 35(4): 252-255.

[80] Cavallo S, Brosseau L, Toupin-April K, et al. Ottawa panel evidence-based clinical practice guidelines for structured physical activity in the management of juvenile idiopathic arthritis[J]. Arch Phys Med Rehabil, 2017, 98(5): 1018-1041.

[81] 吴凤岐，杨锡强，胡坚，等 . 2018 年《国际儿童风湿病试验组织（PRINTO）幼年特发性关节炎新分类标准专家共识（启动步骤）》中国专家解读 [J]. 中国实用儿科杂志 , 2018, 33(12): 944-949.

[82] Barut K, Adrovic A, Şahin S, et al. Juvenile idiopathic arthritis[J]. Balkan Med J, 2017, 34(2): 90-101.

[83] Hazel E, Zhang X, Duffy CM, et al. High rates of unsuccessful transfer to adult care among young adults with juvenile idiopathic arthritis[J]. Pediatr Rheumatol Online J, 2010, 8: 2.

[84] Liang L, Pan Y, Wu D, et al. Effects of multidisciplinary team-based nurse-led transitional care on clinical outcomes and quality of life in patients with ankylosing spondylitis[J].Asian Nurs Res(Korean Soc Nurs Sci), 2019, 13(2): 107-114.

[85] Hilderson D, Moons P, Van der Elst K, et al. The clinical impact of a brief transition programme for young people with juvenile idiopathic arthritis: results of the DON'T RETARD project[J]. Rheumatology(Oxford), 2016, 55(1): 133-142.

[86] McDonagh JE, Southwood TR, Shaw KL, et al. The impact of a coordinated transitional care programme on adolescents with juvenile idiopathic arthritis[J]. Rheumatology(Oxford), 2007, 46(1): 161-168.

[87] Shaw KL, Southwood TR, McDonagh JE, et al. Young people's satisfaction of transitional care in adolescent rheumatology in the UK[J]. Child Care Health Dev, 2007, 33(4): 368-379.

[88] American Academy of Pediatrics, American Academy of Family Physicians, American

College of Physicians-American Society of Internal Medicine. A consensus statement on health care transitions for young adults with special health care needs[J]. Pediatrics, 2002, 110(6 Pt 2): 1304-1306.

[89] Berben L, Sigg N, Daly ML, et al. Current practice of transitional care for adolescents and young adults in Swiss paediatric and adult rheumatology centres[J]. Swiss Med Wkly, 2021, 151: w30046.

[90] Foster HE, Minden K, Clemente D, et al. EULAR/PReS standards and recommendations for the transitional care of young people with juvenile-onset rheumatic diseases[J]. Ann Rheum Dis, 2017, 76(4): 639-646.

[91] McColl J, Semalulu T, Beattie KA, et al. Transition readiness in adolescents with juvenile idiopathic arthritis and childhood-onset systemic lupus erythematosus[J]. ACR Open Rheumatol, 2021, 3(4): 260-265.

[92] Kittivisuit S, Lerkvaleekul B, Soponkanaporn S, et al. Assessment of transition readiness in adolescents in Thailand with rheumatic diseases: a cross-sectional study[J]. Pediatr Rheumatol Online J, 2021, 19(1): 101.

[93] Spiegel L, Tucker L, Duffy KW, et al. Development and validation of the RACER (Readiness for Adult Care in Rheumatology) transition instrument in youth with juvenile idiopathic arthritis[J]. Pediatr Rheumatol Online J, 2021,19(1): 83.

[94] Roberts JE, Halyabar O, Petty CR, et al. Assessing preparation for care transition among adolescents with rheumatologic disease: a single-center assessment with patient survey[J].Pediatr Rheumatol Online J, 2021, 19(1): 61.

[95] McDonagh JE, Foster HE, Hall MA, et al. Audit of rheumatology services for adolescents and young adults in the UK. British Paediatric Rheumatology Group[J]. Rheumatology (Oxford), 2000, 39(6): 596-602.

[96] Chira P, Ronis T, Ardoin S, et al. Transitioning youth with rheumatic conditions: perspectives of pediatric rheumatology providers in the United States and Canada[J]. J Rheumatol, 2014, 41(4): 768-779.

[97] Clemente D, Leon L, Foster H, et al. Transitional care for rheumatic conditions in Europe:current clinical practice and available resources[J]. Pediatr Rheumatol Online J, 2017, 15(1): 49.

[98] Hilderson D, Westhovens R, Wouters C, et al. Rationale, design and baseline data of

a mixed methods study examining the clinical impact of a brief transition programme for young people with juvenile idiopathic arthritis: the DON'T RETARD project[J]. BMJ Open, 2013, 3(12): e003591.

[99] Sadun RE, Covert LT, Lawson EF. Transitioning to adulthood with a rheumatic disease: a case-based approach for rheumatology care teams[J]. Rheum Dis Clin North Am, 2022, 48(1): 141-156.

[100] Burke L, Kirkham J, Arnott J, et al. The transition of adolescents with juvenile idiopathic arthritis or epilepsy from paediatric health-care services to adult health-care services: A scoping review of the literature and a synthesis of the evidence[J]. J Child Health Care, 2018, 22(3): 332-358.

[101] 罗希雅, 唐雪梅. 关注幼年特发性关节炎患儿过渡期 [J]. 中华儿科杂志, 2023, 61(12): 1060-1062.

[102] 黄靖, 许静, 杨家印. 小儿肝移植受者向成人阶段医疗过渡的研究进展 [J]. 中国普外基础与临床杂志, 2023, 6(30): 757-763.

[103] 李志茹, 王华芬, 卢芳燕, 等. 肝移植受者从青少年到成人过渡期准备的研究进展 [J]. 中华护理杂志, 2023, 4(58): 875-880.

[104] 黄洁夫. 中国器官移植发展报告 [M]. 北京: 中国科学技术出版社, 2022.

[105] 商思懿, 徐林燕, 邹继华, 等. 青少年和青年慢性病患者过渡期准备度评估工具的研究进展 [J]. 解放军护理杂志, 2020, 37(9): 48-58.

[106] Ekong UD, Gupta NA, Urban R, et al. 20-to 25-year patient and graft survival following a single pediatric liver transplant-analysis of the United Network of Organ Sharing database:where to go from here[J]. Pediatr Transplant, 2019, 23(6): e13523.

[107] Organ Procurement and Transplantation Network. Guidance onpediatric transplant recipient transition and transfer [EB/OL]. (2018-12). [2022-02-21].

[108] 夏强, 朱欣烨. 儿童肝移植发展现状及展望 [J]. 临床小儿外科杂志, 2022, 21(5): 401-404.

[109]Lawrence ZE, Martinez M, Lobritto S, et al. Adherence, medical outcomes, and health care costs in adolescents/young adults following pediatric liver transplantation[J]. J Pediatr Gastroenterol Nutr, 2020, 70(2): 183-189.

[110] Shemesh E, Duncan S, Anand R, et al. Trajectory of adherence behavior in pediatric and adolescent liver transplant recipients: the medication adherence in children who

had a liver transplant cohort[J]. Liver Transpl, 2018, 24(1): 80-88.

[111] Chandra S, Luetkemeyer S, Romero R, et al. Growing up: not an easy transition-perspectives of patients and parents regarding transfer from a pediatric liver transplant center to adult care[J]. Int J Hepatol, 2015, 2015: 765957.

[112] Bhatia S, Pappo AS, Acquazzino M, et al. Adolescent and Young Adult (AYA) Oncology, Version 2.2024, NCCN Clinical Practice Guidelines in Oncology[J]. J Natl Compr Canc Netw, 2023, 21(8): 851-880.

[113] Marchak JG, Sadak KT, Effinger KE, et al. Transition practices for survivors of childhood cancer: a report from the Children's Oncology Group[J]. J Cancer Surviv, 2023, 17(2): 342-350.

[114] Otth M, Denzler S, Koenig C, et al. Transition from pediatric to adult follow-up care in childhood cancer survivors-a systematic review[J]. J Cancer Surviv, 2021, 15(1): 151-162.

[115] Schwartz LA, Hamilton JL, Brumley LD, et al. Development and content validation of the transition readiness inventory item pool for adolescent and young adult survivors of childhood cancer[J]. J Pediatr Psychol, 2017, 42(9): 983-994.

[116] 成磊, 钱佳艺, 段明霞, 等. 专业照护者感知的癌症患儿向成人过渡影响因素的质性研究 [J]. 中华护理杂志, 2022, 57(9):1048-1053.

[117] 钱佳艺, 翟晓文, 王颖雯, 等. 儿童癌症生存者向成人医疗过渡准备的最佳证据总结 [J]. 护理学杂志, 2022, 37(1): 91-94.

第六章

青少年慢性病患者至成人医疗过渡期服务展望

青少年慢性病患病率逐年增加，医疗技术的进步使其生存期不断延长，越来越多的青少年慢性病患者面临从儿科向成人医疗体系的过渡。研究指出，青少年慢性病患者过渡期准备不足的现象普遍存在，会导致患者失访、依从性低、疾病加重、合并其他慢性病的风险增加等，给青少年慢性病患者及其家庭，乃至社会带来沉重的负担。过渡过程中，青少年慢性病患者从以父母为中心到以个人为中心的转变，缺乏过渡期护理，会导致其出现情绪、认知、身体和交流障碍，如自卑、病情控制不佳、被社会孤立等。同时，过渡期准备也是青少年慢性病患者及其家庭照顾者相互影响的过程。有效的过渡期护理可以提高青少年慢性病患者的疾病知识水平和自我管理能力，减轻焦虑，改善青少年的教育和职业结局。因此，医疗专业人员日益关注青少年慢性病患者过渡期准备水平，以保障其健康管理的连续性。目前国内关于青少年慢性病患者过渡期服务的相关研究处于初级探索阶段，如对家庭照顾者生活质量的评估，对青少年慢性病患者及其家庭照顾者双视角下过渡期准备水平变化情况的纵向调查，肝移植、癫痫等慢性病过渡期的评估工具开发，以及关于护士主导的多学科团队青少年慢性病患者过渡门诊或 MDT 门诊研究等。

一、过渡期服务政策展望

目前，青少年慢性病患者过渡期服务的相关政策研究还有探索空间。为处于"过渡期"的青少年慢性病患者能够全面完成到成人的过渡期转型提供公共政策照顾支持，应对青少年慢性病患者过渡期中的"脆弱性"，解决青少年慢性病患者发展中的不全面、不充分、不均衡、不可持续的问题。相关部门或研究者可从以下几个层面进行探索。

（一）政策层面

在青少年慢性病患者过渡期服务的政策层面，政策制定需要致力于建立全面的医疗体系。相关部门或研究者可以对青少年慢性病患者过渡期服务的相关政策进行探索研究，通过塑造整体性、协同性、衔接性和连贯性的青少年慢性病患者过渡期服务政策及其实施机制等，以推动青少年慢性病患者过渡期准备服务的可持续研究，推动整合不同医疗资源，建立跨领域的卫生服务网络，提高青少年慢性病患者医疗服务的可及性和质量。制定相关政策，鼓励医疗机构跨界合作，实现医疗信息共享，确保青少年慢性病患者能够顺畅地获取所需服务，如调整儿童慢性病专科门诊或病房接诊年龄限制；社区配备心理健康咨询服务等；成立研究专题，设立专项研究基金或专项研究经费，为我国医疗卫生保健提供者及研究者提供良好的政策支持及经费支持等。

（二）操作层面

在青少年慢性病患者过渡期服务的操作层面，政策应注重青少年慢性病患者的隐私和信息安全。相关部门可制定明确的法规，规范青少年慢性病患者信息的收集、传输和存储，确保医疗服务中的个人隐私得到妥善保护。此外，可以推动采用安全、高效的信息技术，以促进医疗专业人员之间的协同工作，提高青少年慢性病患者信息管理的效能。

（三）执行层面

在青少年慢性病患者过渡期服务的执行层面，政策的核心是促进多部门、多学科、多团队的协作。相关部门可以鼓励建立跨部门、跨学科、跨团队的协同工作机制，加强医院、社会、家庭等对青少年慢性病患者过渡期准备的协调与合作，推进儿科、成人医学、心理健康服务和社会服务等领域的跨界合作，确保医疗专业人员、社会工作者、教育工作者等形成一个有机的服务网络。相关政策可以提供激励措施，促使各个领域的从业者紧密合作，共同为青少年慢性病患者提供全面的支持。

（四）监测和评估

为了保证政策的实施，监测和评估机制至关重要。相关部门可建立定期的评估体系，追踪服务的实际效果和青少年慢性病患者及家庭的满意度。根据评估结果，及时调整和优化青少年慢性病患者过渡期服务策略，以确保服务体系能够持续满足青少年慢性病患者多样化的需求，提供高质量、贴心的服务。

二、数字化的过渡期医疗保健展望

随着技术的不断发展，虚拟医疗和数字化工具将成为儿童至成人医疗过渡服务的重要组成部分。相关部门或研究者可以开发青少年慢性病患者至成人过渡期服务的信息资源平台、管理平台、可穿戴设备平台等，通过互联网技术、电子病历和个人电子设备加强医患沟通、进行过渡期准备干预和分析过渡结局。主要包括以下几个方面。

（一）数据整合与共享

过渡期医疗保健策略的第一步是建立全面的数据整合与共享系统。相关部门和医疗机构可以共同努力，整合青少年慢性病患者的医疗信息、生活方式、教育背景、文化水平等数据，构建跨医疗机构的数据平台。该数据平台可以涵盖青少年慢性病患者的病历、生理参数、检查检验结果、社会和心理数据等，利用整合的系统为医疗专业人员等提供全面、实时的青少年慢性病患者的数据信息，为个性化的青少年慢性病患者过渡期医疗服务奠定基础。

（二）实时监测和分析

引入智能设备和数据采集器，实现对青少年慢性病患者生理数据的实时监测。通过这些工具，可以实现在家中对青少年慢性病患者进行定期监测或实时监测，将数据传输到医疗信息系统。医疗团队人员可以利用数据整合的医疗信息系统对收集的数据进行实时分析。例如，对于糖尿病青少年患者可以实时监测血糖水平，通过数据分析，医疗团队能够迅速调整治疗计划，提高治疗效果。

（三）专业技能培训

为了有效实施数字化的青少年慢性病患者过渡期医疗服务的策略，医疗从业人员需要接受专业的数据分析和应用培训。相关部门和医疗机构可以联合开展培训计划，确保医疗专业人员熟练掌握数据整合与共享平台系统、数据分析工具、智能设备和数据采集器的使用，理解数据对青少年慢性病患者服务的实际影响。

（四）个性化干预策略

基于青少年慢性病患者的数据，医疗专业人员可以制订个性化的干预策略。例如个性化的治疗方案、生活方式和心理健康的干预建议。机器学习和人工智能技术可以帮助医疗团队人员预测青少年慢性病患者可能面临的问题，提前进行干预。例如，根据青少年慢性病患者的生理数据和历史记录，系统可以预测患者可能发生情绪波动，提供相应的心理支持建议。研究表明，应用游戏、移动社交平台等信息技术进行过渡期健康教育有助于提升青少年器官移植受者的治疗依从性，促进青少年健康行为改变。国外研究团队开发了多种过渡期的信息资源和管理平台，供青少年及其父母、医疗卫生保健提供者及研究者学习。

三、优化跨部门合作方式和机制

探讨青少年慢性病患者过渡期服务需要不同部门之间的协作模式和合作机制，包括医疗保健提供者、家庭、学校、社区、社会组织等，以更好地满足青少年慢性病患者生理、心理、社会等多方面的需求，协助其成功过渡到成人卫生保健系统。通过前瞻性的跨部门协作模式和合作机制，实现不同部门之间信息的高效流通、无缝流通、资源共享，从而为青少年慢性病患者提供更全面、协调的过渡期服务，有助于形成更加紧密、有机的协作体系，提高青少年慢性病患者过渡期服务的整体效能。可以从以下几个方面进行优化。

（一）建立跨部门协作框架

为优化青少年慢性病患者过渡期服务的跨部门合作，首要任务是建立明确的协作框架。政府可以制定政策，明确各部门在青少年慢性病患者服务中的角色和责任，并鼓励建立跨部门的工作组织。例如，医疗机构、学校、社会服务机构等可以在一个联合工作组中协同合作，确保信息流畅、任务清晰。又如组建以儿科专科护士为主的过渡期协调员、儿科及成人专科医生、心理医生、营养师、药剂师、社会工作者等多学科医疗保健团队，开设儿科护士主导的过渡期 MDT 管理门诊，同时研究在医院、家庭、社区过渡期间良好的对接机制，探索如何为青少年慢性病患者提供良好的社会支持（社会各方面的心理及物资上的支持或援助等），为青少年慢性病患者过渡期提供从医院到社区、家庭的连续性无缝隙的过渡期准备护理服务。

（二）共享信息和资源

为了实现更好的跨部门合作，需要建立信息共享和资源整合平台。相关部门可推动医疗机构、学校和社会服务机构采用统一的信息平台，以促进青少年慢性病患者信息的快速收集和传递。此外，建立资源共享机制，确保各部门能够充分利用对方的专业优势，为青少年慢性病患者提供全面服务，避免重复劳动。

（三）跨部门培训与沟通

为实现从业人员技能的标准化，相关部门可以支持开展跨部门的培训和沟通活动，以提高各部门从业人员的跨领域合作能力。如共同参与培训课程、组织定期的联席会议，以及建立共同的信息沟通平台。通过促进互相理解和协作，可以有效解决因不同专业领域术语和流程不同而导致的沟通障碍。

（四）制订协作协议和目标

为充分有效进行量化评估，鼓励相关部门制订明确的协作协议和目标，明确各方职责、合作方式、信息共享规则等，确保各部门在服务青少年慢性病患者过渡期时能够紧密合作，共同努力实现更好的过渡期服务。

（五）加强多学科协作，开展儿科护士主导的 MDT 过渡门诊

青少年慢性病患者常在生理、心理、社会领域存在多方面需求。护士主导的 MDT 模式在我国心房颤动、高血压青少年慢性病患者中的应用发现，其有助于改善青少年慢性病患者健康状况、提高生活质量。我国医疗卫生保健提供

者及研究者可借鉴国外护士主导的 MDT 过渡诊所模式，结合我国国情，开设护士主导的 MDT 过渡门诊。团队成员包括以儿科专科护士为主的过渡期协调员、儿科及成人专科医生、心理医生、营养师、药剂师、社会工作者等。为青少年慢性病患者及家庭照顾者提供个性化、连续性的过渡指导，提升其过渡期准备水平，帮助青少年慢性病患者在生理、心理、社会等方面实现最优过渡，同时促进儿科与成人医疗专业人员及医疗机构之间的沟通与协作。当青少年慢性病患者过渡到成人卫生保健系统后，患者可以继续预约由儿科和成人医生等成员参与的联合门诊。

四、健全和完善青少年慢性病患者心理健康保护策略

随着身体和大脑发育的成熟，青少年逐渐发展出强烈的身份感和自主感，可能会面临药物管理、形象紊乱、学习能力下降等多重压力，从而导致自尊心降低，对与同龄人差异的不满，对疾病反应和预期寿命的焦虑，对学习能力、认知水平的担忧，以及无法实现学业或职业目标的担忧。过渡过程中，青少年慢性病患者从以父母为中心到以个人为中心的转变，缺乏过渡期护理，会导致青少年慢性病患者出现情绪、认知、身体和交流障碍，如自卑、病情控制不佳、被社会孤立等，甚至产生病耻感。因此，医疗专业人员应该关注青少年慢性病患者的精神卫生保健需求，在多学科团队中邀请心理科医生加入，关注其心理状况，使用心理社会筛查工具识别出现心理问题的青少年慢性病患者，并提供个性化的心理支持。可以从以下几个方面建立保护策略。

（一）心理健康评估与筛查

为建立青少年慢性病患者心理健康保护机制，首先需要实施系统的心理健康评估和筛查。相关部门可制定政策，要求医疗机构在慢性病治疗中纳入心理健康评估，并确保医疗专业人员接受相关培训。通过定期的心理健康筛查，及早发现青少年慢性病患者的心理健康问题，提供及时的干预和支持。

（二）心理健康教育与宣传

相关部门和医疗机构可以合作开展心理健康教育和宣传活动，为青少年慢性病患者及其家庭提供相关知识和技能，包括通过社交媒体、互联网、宣传册等途径，传递有关心理健康的信息，提醒青少年慢性病患者关注心理健康，帮助青少年慢性病患者顺利应对慢性病治疗中可能面临的心理压力。

（三）心理支持服务

建立心理支持服务，包括心理咨询、心理治疗等专业服务。相关部门可以资助医疗机构开设心理健康服务中心，社区配备心理健康咨询服务，专门为青少年慢性病患者提供心理健康支持。医疗团队中应有专业的心理医生或社会工作者提供心理健康支持，包括心理辅导、社交支持等，协助青少年慢性病患者处理心理问题，提供有效的心理治疗。

（四）建立支持网络

构建青少年慢性病患者心理健康的社会支持网络，包括家庭、学校、社区等。相关部门可以鼓励学校设立心理健康教育课程，培养学生的心理健康意识；同时，社区组织可以提供心理健康支持小组和社交支持，让青少年慢性病患者和家庭能够互相分享经验，建立更强大的支持体系。

（五）利用技术手段

充分利用科技手段，开发智能应用或在线平台，提供心理健康的自助工具和资源，包括心理健康应用、在线心理咨询服务等。政府和医疗机构可支持这些技术创新，以便青少年慢性病患者能够随时随地获得心理支持，促进心理健康的积极管理。

总之，建立一个多层次、全方位的青少年慢性病患者心理健康保护机制，旨在预防心理问题的发生、及早发现和干预已有的问题，从而为青少年慢性病患者提供更全面的过渡期服务，保障其身心健康的全面发展。

五、过渡期服务实践的患者教育要求

目前我国尚未形成规范的过渡模式及过渡期护理，儿科护理人员应重视青少年慢性病患者过渡期中的患者教育。护理管理者可制订相关培训计划，明确儿科护士在过渡前、中、后期的角色和职责，促使其做一个好的协调者、教育者、引导者与促进者。同时通过宣传海报、视频宣教等方式加强青少年慢性病患者及其家庭照顾者对过渡的关注，在青少年 12~13 岁时可向青少年慢性病患者及其家庭照顾者引入过渡的概念及必要性。诊疗与护理过程中，医疗专业人员应鼓励青少年慢性病患者表达自己的观点，引导青少年慢性病患者参与到治疗和护理决策中，同时引导家庭照顾者做好角色定位，适度参与青少年慢性病患者治疗与护理，做一个良好的引导者与支持者。

（一）设立青少年慢性病患者至成人过渡期护理的协调员

过渡期协调员是指专门指导青少年慢性病患者及其家长完成过渡的人员，有助于提升其过渡期准备水平，促进成功过渡。过渡期协调员负责与青少年慢性病患者沟通、安排随访以及促进小组会议，促使过渡的顺利进行。具体措施包括：①在青少年过渡至成人卫生保健系统前评估其过渡期准备情况，并不断提高其自我管理能力。②与儿科和成人医疗团队成员保持定期联系，以减少青少年过渡期间的障碍。③在最后一次儿科随访时，指导青少年预约第 1 次成人科门诊，并向成人医疗团队提供"过渡清单"。④协助儿科和成人医疗团队进行沟通与随访、制订干预方案并评估干预效果。戈尔德（Gold）等认为，最好由儿科医疗团队的护士担任过渡期协调员。麦戈文（Mc Govern）等认为过渡期护理协调员提供的连续性护理及扮演的核心角色可能是决定青少年慢性病患者及其父母满意度的关键因素，但确切因素仍需进一步研究。

（二）发挥儿科护理人员在青少年慢性病患者至成人过渡期准备中的作用

通常由青少年慢性病患者及其父母自己寻找医疗机构，而成人医院与儿童

医院间缺乏合作，成人医疗专业人员难以获得其在儿童医院时的完整病历，不能准确详细地了解发病经过、诊疗、护理过程等，缺乏对合并症的了解，导致过渡后治疗方案的制订困难。因此，儿科护理人员是提升青少年慢性病患者至成人过渡期准备水平的关键人员。充分发挥儿科护理人员在青少年慢性病患者过渡期准备中的沟通和教育作用，全面协调过渡过程，做好与医生、青少年、家庭照顾者和其他成人医疗卫生保健提供者的沟通与协调工作，促进儿科与成人卫生保健系统的信息共享与合作交流，加强青少年慢性病患者及其家庭照顾者的过渡期教育，指导家庭照顾者适当赋权，提升青少年慢性病患者的过渡期准备水平，促进青少年慢性病患者顺利过渡。

（三）加强医疗专业人员对青少年慢性病患者过渡准备度的教育培训

青少年慢性病患者向成人过渡准备是一个极具挑战的时期，对于疾病的有效管理和提升青少年慢性病患者长期的生活质量非常关键。医疗专业人员作为青少年慢性病患者过渡计划的主要制订者及实施者，在患者过渡计划的实施过程中发挥着重要作用，医疗专业人员的知识水平及态度等因素会影响过渡干预方案的执行依从性。医疗专业人员作为过渡期干预措施的规划者，其自身知识和能力储备会影响过渡期的效率。改变医疗专业人员对青少年慢性病患者过渡的知识、态度和行为需要建立完善的教育管理体系，将理论知识、临床实践及管理制度三者结合起来。在青少年慢性病患者过渡期准备中，多学科协作至关重要，因此整个团队均需要接受充分的教育培训，为患者提供以人为本的、安全的、有效的过渡期准备服务。然而，选择合适的教育方法对培训效果起着重要作用，有效的方法包括线上培训教学、使用多媒体教学、网络平台课程学习、案例讨论等。教育内容包括如何评估和提高青少年慢性病患者的准备度、自我管理、沟通、社会心理和发展需求等。目前国内对青少年慢性病患者过渡的教育培训和研究还很少，可以借鉴国外先进的教育理念，选择合适的教育方法，以推动我国青少年慢性病患者过渡准备的规范化教育全面开展。

（四）早期开展青少年至成人过渡期健康教育

1. 早期开展青少年慢性病患者过渡期健康教育 青少年慢性病患者疾病相关知识也是影响过渡期准备度的重要因素。疾病知识与过渡期准备呈正相关。青少年慢性病患者对成年期日常生活，如驾驶、避孕、性行为等知识的缺乏，以及对慢性病认识不足等，均会导致青少年慢性病患者准备度不够。青少年慢性病患者的疾病知识储备会直接影响青少年慢性病患者的心理、社会功能。而良好的认知水平及自我效能则有助于青少年慢性病患者顺利过渡至成年。同时，对青少年慢性病患者进行过渡期相关教育，可提升其认知水平与自我效能；提升青少年慢性病患者过渡准备度，是促进过渡的有效手段，也是应用最为广泛的过渡期护理干预措施。施密特（Schmidt）等研究显示，对炎症性肠病和糖尿病青少年患者进行连续 2 天的过渡教育培训（包括转向成人医学、卫生系统方向，未来规划和职业选择，与父母分离，与同龄人和伴侣就健康问题进行沟通，压力管理和资源激活等主题），能够显著提升青少年慢性病患者的过渡能力和生活质量。麦凯（Mackie）等研究显示，对冠心病青少年患者进行 2 次先天性心脏病知识和自我管理技能的培训后，可显著提高其自我管理技能和过渡期随访率。

因此，在过渡早期，医疗专业人员应考虑青少年慢性病患者的认知水平以及学习、阅读、沟通能力等因素，根据患者及其家庭的状况和需求制订个性化的教育方案，如医疗状况（治疗方案、预后）、一般健康保健（日常生活、驾驶、性健康、酒精及药物滥用的危害）和药物管理（遵医嘱用药的重要性、药物副作用）等方面的教育，提升青少年慢性病患者过渡期准备水平，改善过渡结局。

2. 早期开展青少年慢性病患者家庭过渡期健康教育 父母在青少年慢性病患者医疗保健管理中发挥着关键作用，是患者发展自我管理技能的重要促进者。从青少年慢性病患者至成人过渡期是父母角色转变的困难时期，他们面临着既想保护孩子又希望孩子独立的冲突。然而，父母参与承担和青少年慢性病患者独自承担的医疗保健责任间存在动态、个性化的平衡，父母参与的减少和青少年慢性病患者责任的增加预示着更充分的过渡期准备。荣格（Junge）等发现，父母过多参与会导致青少年慢性病患者缺乏过渡动机，可能会阻碍其自我管理技能的发展；青少年慢性病患者家属对过渡的认知不足，对青少年慢性病患者过度保护，会阻碍过渡的进行；缺乏家庭支持，可能会降低青少年慢性病患者过渡期的应对能力、用药依从性等。因此，在教育青少年慢性病患者的同时，医疗专业人员还应为青少年慢性病患者的家庭照顾者制订干预策略，强调他们在青少年慢性病患者过渡期的角色定位；指导家庭照顾者逐渐赋权，将健康管理责任逐步转移给患者，提升其支持水平，促进疾病管理由家庭照顾者主导转移到青少年自我主导，弱化家庭照顾者角色，让青少年慢性病患者逐渐独立。

六、过渡期研究领域的扩展和研究深度的挖掘

（一）开发青少年慢性病患者过渡期准备的评估工具

青少年慢性病患者至成人过渡期准备评估工具十分重要。可靠的需求评估工具的缺乏将阻碍医疗专业人员客观地了解青少年慢性病患者过渡需求的内容和程度，影响过渡护理的实施效果。我国学者可引进、汉化评估工具，探索其在我国青少年慢性病患者中的应用效果。也可借鉴国外相关研究，研制适合我国青少年慢性病患者的高质量的过渡需求评估工具。此外，还可通过质性研究深入了解我国青少年慢性病患者在过渡期的各项需求、过渡准备的参与意愿及影响因素，在此基础上研制适合我国医疗背景与文化的特异性过渡准备测评工具，进而准确、客观地评估青少年慢性病患者的过渡准备情况，能够更敏锐地、跨时间地监测青少年慢性病患者的过渡期准备情况。

（二）构建过渡期护理质量评价指标

目前尚无通用的过渡期护理结果评价指标。现有的评价指标包括疾病相关结果、生活质量、儿科与成人服务之间的护理连续性、患者自我效能、疾病相关知识、治疗依从性以及过渡满意度等。医疗专业人员、青少年慢性病患者及

家庭照顾者的优先事项和需求各不相同，为了更好地对过渡结果进行评价，在今后的研究中需要纳入青少年慢性病患者及家庭照顾者等过渡期护理利益相关方的意见和需求，开发适合国内使用的本土化过渡期护理评价指标体系。包括以下几个方面。

1. 青少年慢性病患者体验和参与度的度量　未来的评价指标将更加关注青少年慢性病患者的体验和参与度。通过收集青少年慢性病患者和家庭的反馈意见，更全面地考量青少年慢性病患者在过渡期的主观感受和需求的评价指标。度量青少年慢性病患者对护理计划的参与度，有助于确保青少年慢性病患者能够积极参与自我管理，提高青少年慢性病患者的治疗效果。

2. 护理团队协作和沟通效果的评估　未来的评价指标将强调护理团队协作和沟通的效果。通过评估医疗专业人员、教育工作人员和社会服务人员之间的协作水平，以及与青少年慢性病患者及其家庭的有效沟通程度，可以评估护理团队的综合协作效能，有助于优化团队合作，提高服务的整体质量。

3. 跨部门和跨领域合作效果的评价　在青少年慢性病患者的过渡期，不同部门和领域的协作至关重要，不同部门之间的协作需进一步加强。其评价指标将考量跨医疗、教育、社会服务等领域的合作效果，确保信息的无缝流通。评估跨部门和跨领域的协作水平，有助于发现协同工作中的问题并提供改进建议，确保青少年慢性病患者得到全面的支持和服务。

通过建立一个全面而前瞻性的过渡期护理质量评价指标体系，可以更全面、科学地评估青少年慢性病患者的过渡期护理质量，为提升服务水平和青少年慢性病患者生活质量提供科学依据。

4. 数字化的质量评估　相关部门可设定相关标准，定期对数字化的过渡期医疗服务的实施效果进行评估，有助于检验数字化医疗的有效性。引入数字化的质量评估方法，通过收集和分析生物标志物、医疗数据、青少年慢性病患者反馈等多维度信息，评价指标可以更客观、精准地反映青少年慢性病患者过渡期的护理效果，有助于及时发现问题并进行干预，提高青少年慢性病患者过渡期护理的效果。

（三）探索结构化的过渡模式

结构化过渡模式是过渡期护理实施的基础，建立结构化过渡模式可有效改善过渡结果。包含以下几种模式。

1. 个性化的结构化过渡模式　个性化的结构化过渡模式不仅关注过渡过程中青少年慢性病患者个人与过渡相关的特性，还强调青少年慢性病患者、父母、医疗专业人员三者间的相互关系对过渡的影响。未来的研究不局限于青少年慢性病患者的过渡需求，还可通过质性访谈，深入了解医疗专业人员、青少年慢性病患者的家庭照顾者在过渡期的需求，并探讨医疗专业人员、家庭照顾者对青少年慢性病患者需求的影响。可致力于探索构建更为个性化和结构化的过渡模式，同时包含青少年慢性病患者、家庭（家庭照顾者）、医疗卫生保健系统、社区等，从医疗专业人员、家庭照顾者角度了解过渡期应为青少年慢性病患者提供哪些支持，结合青少年慢性病患者和家庭的期望、目标，制订更有针对性的服务模式，制订全面化、个性化、有针对性的过渡期准备干预方案，并提供有针对性的干预指导。这样的结构化过渡模式可以更好地适应青少年慢性病患者多样性的情况，提高过渡期服务的个体化水平。

2. 整合数字技术的过渡模式　未来的过渡模式将整合数字技术，以提高服务的效能。例如智能手机应用、健康应用程序、远程监测设备、电子病历系统、虚拟医疗平台等技术工具，有助于提供实时的医疗信息，建立青少年慢性病患者和医疗专业人员之间的实时沟通，远程监测青少年慢性病患者的生理状况，使医疗团队更好地了解青少年慢性病患者的状况，并进行更有效的远程监护和支持，提供个性化的健康教育和自我管理支持。这样的数字化、结构化过渡模式有助于提高服务的及时性和可及性。

3. 生态系统化的过渡模式　未来的过渡模式可能更加注重生态系统的概

念，将青少年慢性病患者置于更大的生态环境中。基于青少年慢性病患者的独特需求和生活情境，不仅包括青少年慢性病患者的文化、社会背景以及心理和生理健康状况等因素；还包括青少年慢性病患者的家庭、社区、学校等多层次的因素，通过整合社会资源，提供更全面的支持。这样的生态系统化过渡模式有助于更好地理解青少年慢性病患者在不同层面的需求，促进全社会的共同努力来支持青少年慢性病患者从青少年向成人医疗过渡。

4. 长期追踪和动态调整的结构化过渡模式　未来的过渡模式应该具备长期追踪和动态调整的能力。通过建立长期的随访机制，定期评估青少年慢性病患者的过渡状况，不断调整结构化过渡模式的服务计划，适应青少年慢性病患者生活的变化。这种动态的过渡模式有助于为青少年慢性病患者过渡期提供更灵活、个性化的支持。

综上所述，未来的青少年至成人医疗过渡服务将更加关注个体化、数字化、跨学科和社区融入，以提供更全面、灵活和可持续的支持，帮助患者更好地适应成人期的医疗需求。目前，我国青少年慢性病患者过渡期护理相关研究尚处于起步发展阶段，科学的过渡模式有待进一步探索。因此，应结合我国青少年慢性病患者的特点、家庭功能、卫生保健系统服务能力等，探索科学有效的适合国内使用的过渡模式、教育模式、管理平台及评价体系等，开展青少年慢性病患者过渡期准备相关教育培训及干预研究，促进我国青少年慢性病患者过渡期准备的发展，提高青少年慢性病患者的长期生存质量。

（张　妮　崔　璀）

参考文献

[1] 牛绍迁，汪锐，杨魏东，等．过渡期护理模式在脑卒中肢体功能障碍慢性病青少年康复护理中的研究进展 [J]．中国医药导报，2023, 20(25): 70-72, 76.

[2] 李志茹，王华芬，卢芳燕，等．肝移植受者从青少年到成人过渡期准备的研究进展

[J]. 中华护理杂志 , 2023, 58(7): 875-880.

[3] 胡玉兰 , 陈英 , 田露 , 等 . 青少年慢性病患者过渡期护理研究进展 [J]. 护理学杂志 , 2023, 38(2): 112-116.

[4] 李京连 , 李倩 , 范艳竹 . 青少年癫痫患者向成人过渡期准备度的研究进展 [J]. 护士进修杂志 , 2022, 37(24): 2239-2244.

[5] 秦秀丽 , 杨芝 , 周俊芳 , 等 . 青少年血友病病人向成人过渡期准备度的研究进展 [J]. 循证护理 , 2022, 8(9): 1199-1201.

[6] 陈海丽 , 肖志田 , 叶敬花 , 等 . 癫痫慢性病青少年从青少年到成人过渡护理的研究进展 [J]. 中华护理杂志 , 2022, 57(1): 118-123.

[7] 梁上艳 , 高旭光 , 刘媛媛 , 等 . 过渡期护理对紫癜性肾炎患儿自护能力及知识水平的影响 [J]. 现代医药卫生 , 2021, 37(10): 1743-1745.

[8] 陈海丽 , 肖志田 , 叶敬花 , 等 . 青少年癫痫患儿过渡期护理需求的研究进展 [J]. 解放军护理杂志 , 2021, 38(5): 71-73, 85.

[9] 巩格言 , 马佳莉 , 周丝丝 , 等 . 慢性病患儿过渡期准备中医患各方任务及干预的研究进展 [J]. 护理学杂志 , 2021, 36(3): 103-106.

[10] 杜宜修 , 吴芳琴 , 卢晓英 , 等 . 多学科团队延续性护理模式在心房颤动慢性病青少年中的应用研究 [J]. 中华护理杂志 , 2020, 55(7): 969-974.

[11] 马佳莉 , 盛楠 , 丁文雯 , 等 . 慢性病患儿过渡期准备对其生活质量的影响 [J]. 中国当代儿科杂志 , 2018, 20(1): 60-66.

[12] 董婷 , 刘素珍 , 李继平 , 等 . 社区护士主导的团队对高血压慢性病青少年的管理及效果评价 [J]. 中华护理杂志 , 2017, 52(6): 680-685.

[13] Reger KL, Hughes-Scalise A, O'Connor MA. Development of the transition-age program (TAP): review of a pilot psychosocial multidisciplinary transition program in a level 4 epilepsy center[J]. Epilepsy Behav, 2018, 89: 153-158.

[14] vanden Brink G, van Gaalen M, de Ridder L, et al. Health care transition outcomes in inflammatory bowel disease: a multinational delphi study[J]. J Crohns Colitis, 2019, 13(9): 1163-1172.

[15] Sarigol Ordin Y, Karayurt O, Ünek T, et al. Pediatric liver transplant patients' transition to adulthood: patient and parent experiences[J]. Nurs Health Sci, 2017, 19(3): 393-399.

[16] Gray V, Palmer L, Whelby K, et al. Exploring the role of knowledge of condition and

psycho-social profiles of young people with epilepsy during transition[J]. Epilepsy Behav, 2017, 73: 156-160.

[17] Wright J, Elwell L, McDonagh J, et al. Healthcare transition in pediatric liver transplantation: the perspectives of pediatric and adult healthcare professionals[J]. Pediatr Transplant, 2019, 23(6): e13530.

[18] Jurasek L, Ray L, Quigley D. Development and implementation of an adolescent epilepsy transition clinic[J]. J Neurosci Nurs, 2010, 42(4): 181-189.

[19] Mc Govern EM, Maillart E, Bourgninaud M, et al. Making a 'JUMP' from paediatric to adult healthcare: a transitional program for young adults with chronic neurological disease[J]. J Neurol Sci, 2018, 395: 77-83.

[20] Mogul DB, Fredericks EM, Brady TM, et al. Digital wings: innovations in transition readiness for adolescent and young adult transplant recipients[J]. Transplantation, 2019, 103(10): 1970-1974.

[21] Huang JS, Yueh R, Wood K, et al. Harnessing the electronic health record to distribute transition services to adolescents with inflammatory bowel disease[J]. J Pediatr Gastroenterol Nutr, 2020, 70(2): 200-204.

[22] Gold A, Martin K, Breckbill K, et al. Transition to adult care in pediatric solid-organ transplant: development of a practice guideline[J]. Prog Transplant, 2015, 25(2): 131-138.

[23] Haarbauer-Krupa J, Alexander NM, Mee L, et al. Readiness for transition and health-care satisfaction In adolescents with complex medical conditions[J]. Child Care Health Dev, 2019, 45(3): 463-471.